中国家庭必备书，专为现代父母编写

父母是孩子最好的医生

（叁）

杨　莉　编著

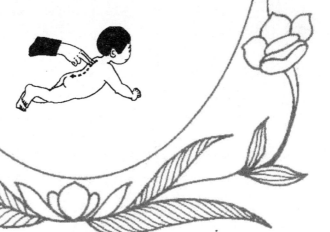

江西科学技术出版社

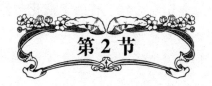

调整饮食，用五谷鲜果汤粥茶给孩子补充营养

五谷杂粮就是孩子生命力的源泉

中国有个象征幸福的成语叫"五谷丰登"，千百年来，我们的祖先就是吃着这些谷物一代一代繁衍生息，即使现在很多长寿之人，也是靠着这些看似平凡的食物健康活到天年的。这些不起眼的谷物承载了无数人的生命，有着非凡的养生保健价值。我们的身体就是靠着这些最常见的五谷杂粮来保养的。

先说作为五谷之首的小米，抗日战争时期，红军就是靠着小米加步枪打跑了侵略者，现在很多地方的妇女"坐月子"的时候还要喝小米粥，在民间，小米有"代参汤"之称，有滋阴养血的功效。此外，小米可防治消化不良，也是老人和病人的绝佳补品。民间常将小米同桂圆煮粥，

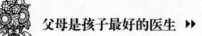

再加入红糖，空腹食用，可补血养心、安神益智。对心脾虚弱，气血不足、失眠健忘、惊悸等症有治疗作用。

我们用小米熬粥时，千万不要扔掉上面的那层"粥油"，这是小米粥最精华的部分，主要作用是益气健脾。小孩脾胃生发力最弱，常常会腹泻，喝了粥油以后，很快就可以康复。

再说大米，我们生活中经常吃的就是大米，大米粥可补脾、益胃、清肺，米汤可以养气、养阳、润燥，有助于消化和促进脂肪的吸收，用米汤给婴儿冲米粉是不错的育儿方法。

粳米具有调和五脏等作用。取粳米熬粥成乳汁状，喂养初生婴儿，可开胃助食，此粥也适用于脾胃不好的老年人。

小麦是北方人的主食，具有安心、养神、去烦躁的作用。可将小麦洗净，加水煮熟后将麦粒捞出取汁，再加入粳米、大枣等量同煮，此粥有健脾养胃的作用。

玉米是全世界公认的"黄金作物"，常吃玉米可加速致癌物质和其他毒物的排出，还能延缓衰老，降低血清胆固醇、抗眼睛老化，增强记忆力等。

荞麦是自然的"消炎粮食"，用荞麦粉反复涂敷可以治疗痘疮溃烂。将苦荞麦皮、黑豆皮、绿豆皮做枕芯，可以健脑明目，有促进睡眠的作用。

大豆是人们不可缺少的长寿食品。除了平时多吃豆制品，还可将大豆研碎涂在疮肿处，有一定疗效。将其煮成汁喝，能除邪毒并能治水肿。把大豆炒黑再放入酒中饮用，可治疗瘫痪、口吃。大豆皮可治疗痘疮和眼睛昏暗视物不清。

绿豆可谓"济世神谷"。用绿豆粉蒸成糕取皮食用可解酒。将绿豆粉炒成黑色，用醋调和敷在肿块上，可治疗肿毒初发。绿豆荚可有效治愈血痢。绿豆芽可解酒毒和热毒。绿豆叶绞出的汁与醋隔水顿热可治上吐下泻。

芝麻更是强身健体的必备食物。取半汤匙黑芝麻，细嚼后吞下，每日3~5次，连用7天，对鼻出血有奇效。将黑芝麻晒干后炒熟研碎，和粳米同煮成粥，可补肝肾，润五脏，还可治疗身体虚弱、头晕目眩、大便干燥、贫血等症。

所以，父母应该给孩子适当吃五谷杂粮。

为孩子学会菜中"健康经"

蔬菜是我们每天都离不开的食物，菜市场中各色各样令人眼花缭乱的蔬菜，每种都有其自身的营养价值，但是对于健康来说，哪些是适合孩子经常吃的呢？

先从"菜中之王"——白菜说起。民间常说鱼生火，肉生痰，白菜豆腐保平安。白菜不仅可润肠排毒，另外，取一个白菜根茎头，30克绿豆芽，加适量清水煎煮15分钟喝汤，每日2~3次，可治疗风热头痛、口干身热等症。

韭菜有"春天第一美食"之称，民间有"黄韭试春盘"之说。在半杯牛奶中加放少许韭菜、姜汁，可治疗恶心呕吐。将韭菜和羊肝一起放入铁锅，旺火炒熟食用，可治疗阳痿、盗汗、女子月经不调等。

医生常嘱咐高血压病人要常吃芹菜。用芹菜降血压，最好的方法是将新鲜芹菜捣烂取汁，每日饮用3汤匙，每日3次。如果将捣烂后的汁液加蜂蜜炖服，可清热解毒，养肝，对治疗肝炎有辅助作用。

俗话说"冬吃萝卜夏吃姜，不用医生开药方"。生吃萝卜，止渴宽中；煮熟再吃，可化痰消胃肠积滞。而且将生萝卜捣烂涂在烫伤、烧伤处，可很快痊愈。

胡萝卜不仅可以增强人体免疫力，在最新的研究中还发现它具有抗癌成分。把胡萝卜切碎后，与粳米一起煮成粥，可以强胃健脾、下气化滞、明目，还对高血压和消化不良等症有一定的治疗作用。

在民间，马齿苋有"长寿菜"之称，它的营养价值非常高。把洗净的马齿苋剪碎，加水煮半小时，再加粳米煮成粥，可治疗肠炎和痢疾，对腹痛腹泻也有很好的疗效。

　　别看茄子是非常普通的菜,常吃茄子,可散血止痛,消肿宽肠。将茄子切开后擦拭患部,可治疗蜈蚣咬伤和蜂蜇。

　　黄瓜常食可以减肥。把黄瓜洗干净当水果食用,每天生食 250 克以上,有明显的减肥作用,也可以利尿消水肿,凉拌吃可以增进食欲、消腹胀。黄瓜还可以解口渴,退干热。黄瓜还有"厨房里的美容剂"之称。将黄瓜皮贴在皮肤上,可有效防止皮肤老化、减少皱纹的产生,对皮肤起到清洁和保护的作用。

　　菜中也有君子,那就是苦瓜,它虽然味苦,但用它做菜却不用担心它把苦味传给其他配料,将苦瓜制成干粉或炒食可治疗糖尿病。将苦瓜切碎后与绿茶加水煎服,可以预防中暑。

　　南瓜是不可多得的食疗保健品。南瓜花和猪肝同煮食用,对治疗夜盲症有一定疗效。南瓜仁炒食可治疗前列腺肥大。此外,把南瓜瓢捣烂后,凉抹火烫伤处,很快就能愈合。

　　冬瓜含有人体必需的多种微量元素,但不含脂肪,它含有丙醇二酸,能抑制糖转化为脂肪,防止人体内脂肪的堆积,有消脂的功效。孩子一旦中暑、发烧、头晕,父母可用冬瓜 500 克煮汤,一天喝 3 次,每次 1 大碗,有明显的疗效。把冬瓜切成小块擦痱子效果甚佳,也是治慢性肾炎水肿的良药,用 1000 克冬瓜同鲤鱼 1 条煮汤吃,可收到良好效果。

　　丝瓜能顺气健脾、化痰止咳、平喘解痉、凉血清热,常食可以治疮疖,解暑热。

　　以上提到的都是对孩子身体健康有益的蔬菜,适合一年四季经常食用。不过像韭菜、苦瓜等季节性较强的,最好在应季的时候吃,那样不但鲜美可口,营养价值也会更高。

生活中的鲜果更有利于孩子健康

大家都记得《西游记》中的"人参果"吧，吃一个就可以长生不老，这当然只是神话，但是在生活中，的确有很多水果不仅美味鲜香，而且对孩子的身体有很好的保健作用，堪称真正的"长生果"。

苹果被称为"水果之王"。饭后吃一个苹果，可治疗反胃、消化不良及慢性胃炎。将苹果煎服或服用苹果汁，对治疗高血压有一定功效。

梨是人见人爱的"天然矿泉水"，具有清肺润燥、生津止渴之功效。民间经常用"冰糖梨水"治咳嗽，疗效显著。

柑色香味俱佳且可解毒。柑核是天然的"洗面奶"，具有美容养颜的效果。柑叶捣烂取汁滴入耳孔，可治耳内流水或流脓血。

橙子可解酒，橙子核浸湿捣碎后，每晚睡前涂擦可治面上各种粉刺和斑。

香蕉具有美容通便的功效。把香蕉皮敷在发炎处，可很快治愈皮肤感染。把剥好的香蕉切碎，放入茶水中，加糖饮用可治疗高血压、冠心病，还可润肺解酒，清热润嗓。

柚子是天然的"口气清新剂"。其果肉可解酒毒，健脾温胃，还能化痰和祛除肠胃恶气。

橘子在我国一些地区被视为吉利果品。把橘子剥皮后用白糖腌一天，再用小火把汁液熬干，把每瓣橘子压成饼状，再拌上白糖，风干后食用，可治疗咳嗽多痰、腹胀等症。

猕猴桃是酸甜可口的"仙果"，可以预防老年骨质疏松症、动脉硬化，可改善心肌功能，防治心脏病，对高血压、心血管病也有明显疗效。经常使用可防止老年斑形成，延缓人体衰老，清热除烦止渴。

山楂含有丰富的营养。取山楂果肉放入锅中，加水煎煮到七成熟，当水快耗干时加适量蜂蜜，再用小火煮透，食之可活血化淤，开胃消食。

西瓜是盛夏最佳消暑果品，饮用西瓜汁能治口疮。但不能多食用，以免助湿伤脾。将西瓜与西红柿放在一起榨汁饮用，可治疗感冒。

核桃具有健脑的功效，被称为"益智果"。把核桃与薏米、栗子煮粥食用，可治疗尿频、遗精等症。

枇杷是止渴利肺的佳品。取12个枇杷，30克冰糖，将枇杷果肉与冰糖一起煮食，可治疗咳嗽。

虽然水果鲜美可口又对健康有益，但是父母在给孩子吃水果时也要有所注意，否则不仅无法达到保健的目的，反而会给孩子带来多种疾病。具体应注意以下几点：

（1）忌饭后立即吃水果：饭后立即吃水果，不但不会助消化，反而会造成胀气和便秘。因此，吃水果宜在饭后2小时或饭前1小时。

（2）忌吃水果后不漱口：有些水果含有多种发酵糖类物质，对牙齿有较强的腐蚀性，食用后若不漱口，口腔中的水果残渣易造成龋齿。

（3）忌食水果过多：过量食用水果，会使人体缺铜，从而导致血液中胆固醇增高，引起冠心病，因此不宜在短时间内进食水果过多。

（4）吃水果忌不卫生：食用开始腐烂的水果，以及无防尘、防蝇设备又没彻底洗净消毒的果品，如草莓、桑葚、剖片的西瓜等，容易发生痢疾、伤寒、急性胃肠炎等消化道传染病。

（5）水果忌用酒精消毒：酒精虽能杀死水果表层细菌，但会引起水果色、香、味的改变，酒精和水果中的酸作用，会降低水果的营养价值。

（6）忌用菜刀削水果：因菜刀常接触肉、鱼、蔬菜，会把寄生虫或寄生虫卵带到水果上，使孩子感染寄生虫病。尤其是菜刀上的锈和苹果所含的鞣酸会起化学反应，使苹果的色、香、味变差。

水果营养多，但也要因人而吃

我们都知道，水果营养丰富，对身体的健康有益，因此一些小朋友每天都要吃许多不同的水果，但是这样吃是否科学呢？答案当然是否定的。因为从中医的角度来说，每种水果都有它的属性，水果进入我们休内就会产生寒、热、温、冷的作用。所以，不同体质的孩子吃水果应有所侧重，尤其是身体虚弱的孩子在吃水果时更要慎重。

有些小朋友是虚寒体质，在平时就应该多吃一些温热水果，例如荔枝、桂圆、杏等，这对于虚寒体质的孩子来说是祛寒的上好佳品。而对于那些正在发烧或者身体内某些器官正在发炎的孩子来说，就应该避免食用这些温热水果。

有些小朋友消化系统比较差，所以应该避免吃凉性水果，例如西瓜、芒果、香蕉等，因为这类孩子越吃凉性的水果，越会降低肠胃的蠕动，使肌肉无力，吃多了还会因为消化不良而导致腹胀。

还有一些小朋友容易感冒。他们可以多吃些颜色深的水果，例如黄杏、黄桃等，这些深色水果里富含维生素 C，而维生素 C 可以起到增强身体抵抗力，预防伤风感冒的作用。

宁可不给孩子吃肉，不可不给孩子吃豆

民间有"宁可食无肉，不可食无豆"的说法，还有人把豆类与豆制品称为"人类的健康之友"，现代营养学也证明，孩子每天坚持食用豆类食品，就可以减少脂肪含量，增加免疫力，降低患病的几率。

豆的种类非常多，每种所含的营养成分和营养价值都各不相同。

1. 大豆：抗癌降血脂

大豆含有丰富的植物固醇。植物固醇进入人体后，在肠道与胆固醇竞争，可较多地被吸收，从而降低人体对胆固醇的吸收。这样，不仅可以抑制结肠癌的发生，还能防治冠心病。

另外，当人体内的胆固醇过多时，会沉积在血管壁上，使血管变硬，管腔变窄，甚至发生血管破裂或栓塞，导致中风。大豆中的磷脂可使胆固醇软化，生成胆固醇酯。胆固醇酯不会沉积在血管壁上，从而起到降血脂作用。

由大豆制成的豆浆还是牛奶的最好替代品。有些人喝了牛奶会出现腹胀、肠鸣和腹泻症状。这是因为牛奶中含有乳糖，而这些人体内缺乏分解乳糖的乳糖酶，因此出现"乳糖不耐受"现象。而豆浆不含乳糖，且大豆中有40%的优质蛋白质，18%的脂肪（其中以有益人体健康的不饱和脂肪酸为主），还含有多种矿物质和维生素。所以说，不习惯喝牛奶的人可以用豆浆来代替。

2. 豇豆：健脾和胃

豇豆也就是我们所说的长豆角。它除了有健脾和胃的作用外，最重要的是能够补肾。李时珍曾称赞它能够"理中益气，补肾健胃，和五脏，调营卫，生精髓"。所谓"营卫"，就是中医所说的营卫二气，调整好了，可充分保证人的睡眠质量。此外，多吃豇豆还能治疗呕吐、打嗝等不适。小孩食积、气胀的时候，用生豇豆适量，细嚼后咽下，可以起到一定的缓解作用。

3. 毛豆：降血脂

毛豆是未成熟的黄豆，而且是老少咸宜的"零嘴"。毛豆含有的植物性蛋白质量多质高，足以与动物蛋白质媲美。毛豆中的皂素能排除血管壁上的脂肪，并能减少血液里胆固醇的含量。所以，常吃毛豆可使血脂降低，有利于健康。

4. 蚕豆：健脾利湿

蚕豆，又叫胡豆，蚕豆性味甘平，特别适合脾虚腹泻者食用。蚕豆还可以作为低热量食物，对需要减肥，以及患高血脂、高血压和心血管系统疾病的人，是一种良好的食品。但蚕豆不可生吃，也不可多吃，以防腹胀。

5. 芸豆：利减肥

芸豆又叫菜豆，味甘平、性温，有温中下气、利肠胃、止呃逆、益肾补元气等功效。

芸豆是一种难得的高钾、高镁、低钠食品，尤其适合心脏病、动脉硬化、高血脂、低血钾症和忌盐患者食用。吃芸豆对皮肤、头发大有好处，可以提高肌肤的新陈代谢，促进机体排毒，令肌肤常葆青春。想减肥者多吃芸豆一定会达到减肥的目的。但必须煮熟、煮透，否则会引起中毒。

日常生活中，只要每餐都给孩子吃些豆类食物，食足两周，孩子便可增加纤维的吸收，减少体内脂肪，增强身体免疫力，降低患病的几率。

常为孩子准备好吃又养身的小零食

　　说到零食,我们接触的似乎都是关于给孩子吃零食的坏处,比如发胖、影响食欲、妨碍消化系统功能等,但其实只要适量、适时地给孩子巧吃零食,不但有利于孩子身心健康,还能为孩子补充一些身体必需的营养物质。

　　美国的一项研究结果认为,科学地给孩子吃零食是有益的。在三餐之间加吃零食的儿童,比只吃三餐的同龄儿童更易获得营养平衡。这表明,零食已成为孩子获得生长发育所需养分的重要途径之一。吃零食还有这样的好处,下面我们就来列数一下,哪些是可以经常吃的"好"零食。

　　(1)花生。花生中富含的维生素 B_2,正是我国居民平日膳食中较为缺乏的维生素之一。因此有意多吃些花生,不仅能补充日常膳食中维生素 B_2 之不足,而且有助于防治唇裂、眼睛发红发痒、脂溢性皮炎等多种疾病。

　　(2)核桃。核桃中含有丰富的生长素,能使指甲坚固不易开裂,同时,核桃中富含植物蛋白,可促进指甲的生长。核桃的补脑作用,更是众所周知。

　　(3)奶酪。奶酪是钙的"富矿",可使牙齿坚固,父母可以适当给孩子吃一些。

　　(4)无花果。无花果中含有一种类似阿司匹林的化学物质。可稀释血液,增加血液的流动,从而使大脑供血量充分。

　　(5)南瓜子和开心果。富含不饱和脂肪酸、胡萝卜素、过氧化物以及酶等物质,适当食用能保证大脑血流量,令人精神抖擞、容光焕发。

（6）奶糖。含糖、钙，适当进食能补充大脑能量，令人神爽，皮肤润泽。

（7）芝麻糊。有乌发、润发、养血之功，对症吃可防治白发、脱发，令人头发乌亮秀美。

（8）葡萄干。有益气、补血、悦颜之益，但要注意卫生，吃之前一定要洗干净。

（9）薄荷糖。能润喉咙、除口臭、散火气，令人神清喉爽。

（10）牛肉干、烤鱼片。富含蛋白质、铁、锌等，适量常食令人肌肤红润。

另外，父母在给孩子吃零食时一定要注意以下几点：

（1）不能让孩子以零食代替正餐。有的孩子非常喜欢吃零食，手里的零食总是不断，这可能会影响正餐的摄入量，甚至可能会以零食代替正餐。其实，孩子对营养的摄取，还是应以正餐为主。零食带给孩子的营养毕竟比较单一，所以，不要以零食代替正餐。

（2）不能让孩子滥食零食。中国消费者协会公布的调查结果显示，许多城市的儿童存在食用零食过量的问题，而且其中不少零食是"五高一多"食品，即高碳水化合物、高脂肪、高热量、高盐、高糖、多味精。原料中的维生素、矿物质、纤维素等营养成分，在加工过程中被破坏，含量较低，对儿童的生长发育不利。

（3）让孩子学会巧吃零食。根据每个孩子正餐营养的摄入情况来选择零食。比如，正餐吃得比较素，应选择能补充蛋白质的零食。如果正餐吃得比较饱，则应吃些助消化的零食。平时应注意选择一些有营养价值的零食，尽量少吃高热量、高脂肪的零食。肥胖者应少吃或不吃太甜的零食。坚果类零食对儿童的大脑发育有益。食欲不振、消瘦、营养不良的孩子，应改变以吃零食为主的习惯，让一日三餐成为孩子摄取营养的主要渠道。

另外，还要注意经常变换零食的种类，不要让孩子长期只吃一个品牌的一种零食，这样获取的营养也是很单一的。

红白黄绿黑蓝紫，彩虹食物谱
写孩子的健康歌

科学研究发现，不同颜色的食物所含的营养成分和具有的功效有所不同，下面为各位家长介绍七种不同颜色的食物的特殊功效，让你的孩子在满足口福的同时，也从食物中得到最均衡的营养，从而进一步提高生活质量，获得健康。

1. 红色食物——营养生力军

红色源于番茄红素、胡萝卜素、铁、部分氨基酸等。红色食物是优质蛋白质、碳水化合物、膳食纤维、B 族维生素和多种矿物质的重要来源，常吃红色食物有助于减轻疲劳，并且有驱寒作用，可以令孩子精神抖擞，增强自信及意志力，使孩子充满力量。不过进食过量，会引起不安、心情暴躁、易怒，所以切记要适可而止。

代表食物：胡萝卜、番茄、红豆、红薯、红苹果、红枣、山楂、枸杞子、草莓等。

2. 白色食物——一日三餐均需要

白色食物含有丰富的蛋白质等十多种营养元素，消化吸收后可维持生命和运动，但往往缺少人体所必需的氨基酸。白色食物含纤维素及一些抗氧化物质，具有提高免疫功能、预防溃疡病和胃癌、保护心脏的作用。通常说，白色食品如豆腐、奶酪等是含钙质丰富的食物，经常吃一些白色的食物能让孩子的骨骼更健康。同时各种蛋类和牛奶制品还是富含蛋白质的优质食品，而我们常吃的白米，则富含碳水化合物，它是饮

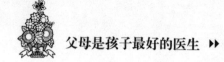

食金字塔坚实根基的一部分，更是身体不可或缺的能量之一。

代表食物：大米、面粉、豆腐、奶酪、冬瓜、白萝卜、花菜等。

3. 黄色食物——维生素 C 的天然源泉

黄色源于胡萝卜素和维生素 C，二者功效广泛而强大，在抗击氧化、提高免疫力、维护皮肤健康等方面更有协同作用。黄色食物是高蛋白、低脂肪食物中的佳品。

代表食物：玉米、黄豆，以及水果中的橘、橙、柑、柚等。

4. 绿色食物——肠胃的天然"清道夫"

绿色食物含有利于肝脏健康的叶绿素和多种维生素，能清理肠胃，防止便秘，减少直肠癌的发病。另外，还能保持体内的酸碱平衡，在压力中强化体质。不仅如此，孩子常吃绿色食品还可以舒缓精神压力，并能预防偏头疼等疾病。

代表食物：菠菜、茼蒿、油菜、韭菜、西兰花等。

5. 黑色食物——益脾补肝

黑色食品具有三大优势：来自天然，有害成分极少；营养成分齐全，质优量多；能在一定程度上降低动脉粥样硬化、冠心病、脑卒中等严重疾病的发生率。另外，很多黑色的食物都是滋阴的佳品。蘑菇中含有促进皮肤新陈代谢和抗衰老的抗氧化物质——硒，它有助于加速血液循环，防止皱纹产生。黑米中含有 18 种氨基酸，还含有铁、锰、钙等多种微量元素。而黑芝麻中的维生素 E 含量极丰富，具有益脾补肝的作用。

代表食物：香菇、黑米、黑芝麻、黑木耳、黑豆等。

6. 蓝色食物——稳定情绪

蓝色的食物并不常见，除了蓝莓及一些浆果类以外，一些白肉的淡水鱼原来也属于蓝色的食物。虽说蓝色的食物有镇定作用，但吃得太多也会适得其反，因为冷静过度会令人情绪低落。为避免失控，进食蓝色食物时，可以放点橙色的食物，如和香橙之类同食，便保证不会有问题了。

代表食物：海藻类的海洋食品。

7. 紫色食物——延年益寿

甘蓝、茄子以及紫菜都是含碘丰富的食品。紫色的葡萄更是为皮肤的养护和心脏的健康立下了汗马功劳，因为葡萄中富含维生素 B_1 和维生素 B_2，能加速身体的血液循环。

代表食物：葡萄、紫菜、茄子、甘蓝、洋葱等。

粥可帮孩子养身又治病

粥被古代医家和养生家称为"世界第一补人之物"，是中国饮食文化中的一绝。李时珍是明代的医药学家，他非常推崇粥养生，说："每日起食粥一大碗，空腹虚，谷气便作，所补不细，又极柔腻，与肠胃相得，最为饮食之妙也。"由此我们知道，粥是不错的养生佳品，对养护脏腑很有好处。

此外，现代中医也认为，健康的人经常喝粥，可以滋养脾胃，保护元气；而生病的人也可以通过喝粥来健体治病，尤其是身体还没有发育成熟的婴儿、青少年，更应该多喝粥，这样可以加快气血的生成，促进身体的健康。

因此，父母在日常生活中应该多为孩子准备粥类的食品。为了给各位家长提供便利，我们在下面着重介绍两大类粥：

1. 养生类粥

（1）大米粥：选择好大米熬制而成，有健脾益气的作用，对保护胃黏膜、促进胃溃疡的愈合有疗效，脾胃虚弱的孩子可常服用。

（2）小米粥：具有健脾、益气、补血的功效，可保护胃气，对刚恢复健康的孩子最适宜。

（3）玉米糁粥：新产玉米碾成的糁子熬制而成。香甜可口，养脾胃，利大小便，对孩子的健康有益。

（4）绿豆粥：用大米和绿豆熬制而成，有清热解毒的作用，还可以养脾清胆，解暑止渴，润肤消肿，利小便。称得上高营养、多疗效的食粥佳品。父母可适当为孩子准备。

（5）赤豆粥：用红小豆和大米熬制而成，营养价值高，有健脾利水作用，对患有脚气病、心脏病的孩子较为适合，还可治小儿肥胖。

（6）莲子粥：用莲子、大米、江米熬制而成的粥。具有益精气、强智力、聪耳目之功效，也可以清热泻火，孩子适当吃有益。

（7）腊八粥：我国农历腊月初八家家都要喝这种粥。用多种谷类、豆类、果仁、大枣、粟子、莲子搭配熬制而成。营养极为丰富，还可以帮助孩子养胃气，益气血，益健康，是一种食疗佳品。

2. 治病类粥

治病类粥其实就是在粥中有选择地加入相应的药物，但是，可不要小看这种养生方式，它不同于常用药物的祛邪治疗，也不单纯靠米谷饮食来扶正调理，而是一种以食扶正，以药辅疗的简便易行、双重效应的食疗佳法，对孩子的健康大有益处。下面就来具体介绍几种药粥。

（1）补血药粥：桑仁粥、菠菜粥、益母草粥、何首乌粥、海参粥、花生粥等。

（2）清热药粥：无花粉粥、绿豆粥、芹菜粥、决明子粥、生地黄粥、竹叶粥等。

（3）散寒药粥：椒面粥、干姜粥、防风粥、附子粥、吴茱萸粥、荆芥粥等。

（4）止咳药粥：枇杷叶粥、真君粥、百合粥、乌梅粥、珠玉二宝粥等。

（5）健胃药粥：山楂粥、梅花粥、生地粥、山药粥、苡仁粥、豆蔻粥、芋头粥、橘皮粥等。

（6）养心安神粥：枣仁粥、小麦粥、龙眼肉粥、莲实粥等。

（7）益气药粥：人参粥、大枣粥、黄芪粥、鹿尾粥等。

（8）滋阴药粥：木耳粥、沙参粥、枸杞叶粥、银耳粥等。

日常生活中，父母应该经常给孩子煮粥喝，这些粥制作起来非常简单，但是对孩子的身体大有益处，而且对孩子来说，喝粥比吃一些补品还要有用。

汤是父母为孩子首选的佳肴

法国著名烹调家路易斯·古斯说："汤是餐桌上的第一佳肴，汤的气味能使人恢复信心，汤的热气能使人感到宽慰。"在我们国家，很多地方的人非常讲究喝汤，这是因为汤不仅味道可口，还有很多不容忽视的保健功能，下面我们就为各位家长具体介绍一下。

（1）海带汤。海带含有大量的碘元素，有助于甲状腺激素的合成，可以加快组织细胞的氧化过程，提高人体基础代谢，使皮肤血流增加。冬春寒冷季节多喝海带汤可增强抗寒力，特别是有助于提升孩子的体温。

（2）蔬菜汤。各种新鲜蔬菜含有大量碱性成分，溶于汤中可使体内血液呈正常的弱碱状态，防止血液酸化。使沉积于细胞中的污染物或毒性物质重新溶解，排出体外。蔬菜汤有"最佳人体清洁剂"的美称，孩子常饮用有助于保持体内环境的平衡。

（3）鸡汤。鸡汤中的特殊养分，可加快咽喉部及支气管黏膜的血液循环，增强黏液分泌，清除呼吸道病毒，促进咳嗽、咽干、喉痛等症状的缓解，对感冒有特别的疗效。

（4）骨头汤。动物的骨头中含有多种对人体有滋补和保健作用的物质。孩子经常喝些骨头汤就可补充人体必需的骨胶原等物质，达到强健骨骼的目的。

（5）鱼汤。鱼汤中含有大量具有抗炎作用的脂肪酸，可以阻止呼吸道发炎，防止哮喘发作。经常饮用鱼汤，可使上呼吸道感染及由此引起的哮喘发生率减少75%，对儿童哮喘尤为明显。

（6）羊肉汤。羊肉味甘性热，具有助阳、补精血、疗肺虚、益劳损的药用功能，是冬季理想的滋补佳品。中医古籍著名方剂"当归生姜羊肉汤"，药肉同煮，食肉喝汤，具有温阳、补血、祛寒等功效，适用于气血虚弱、营养不良、腰酸腿软、风寒咳嗽等。

（7）面汤。医学研究发现，人的记忆力与一种神经传递介质——乙酰胆碱有关，这种物质可增强人脑的记忆功能。大脑中若乙酰胆碱不足，记忆力就会大大削弱。而补充脑内乙酰胆碱的最好办法是多吃富含卵磷脂的食物。卵磷脂的特点就是极易与水结合，煮面条时大量的卵磷脂会溶于汤内，因此，多喝面汤可达到补脑、增强记忆的效果。

不过，最好让孩子在饭前喝汤，这样对孩子的身体才会更有益。俗话说"饭前先喝汤，胜过良药方"，这是有科学道理的。因为从口腔、咽喉、食道到胃，犹如一条通道，是食物必经之路，吃饭前，先喝几口汤，等于给这段消化道加点"润滑剂"，使食物能顺利下咽，防止干硬食物刺激消化道黏膜，保护消化道，降低消化道肿瘤的发生率。

吃饭的过程中，不时给孩子喝点汤水也是有益的。因为这有助于食物的稀释和搅拌，从而有益于孩子胃肠对食物的消化和吸收。若饭前不喝汤，吃饭时也不进汤水，则饭后会因胃液的大量分泌使体液丧失过多而产生口渴，这时才喝水，反而会冲淡胃液，影响食物的吸收和消化。所以，有营养学家认为，让孩子养成吃饭时不断进点汤水的习惯，有助于减少孩子患食道炎、胃炎的发生率。并且，常给孩子喝各种汤、牛奶和豆浆，孩子的消化道也最易保持健康状态。

当然，这里说孩子饭前喝汤有益健康，并不是说喝得多就好，要因人而异，也要掌握进汤时间。一般中晚餐前以半碗汤为宜，而早餐前可适当多些，因一夜睡眠后，人体水分损失较多。进汤时间以饭前20分钟左右为好，吃饭时也可缓慢少量进汤。总之，给孩子喝汤要以胃部舒适为度，千万不可让孩子在饭前饭后"狂饮"。

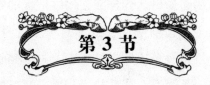

第 3 节

水是生命之源，让孩子喝出健康

孩子喝水有讲究

研究数据表明，成人每日每公斤体重需水 30~40 毫升，婴儿每日每公斤体重则为 100~160 毫升，是大人的 3~4 倍。给孩子喝水看似简单，但也很有学问。

（1）新生儿不能喂过甜的水。新生儿的味觉比成人灵敏得多，成人觉得甜时，对他们来说，就甜得过度了。有人做过实验，用高浓度的糖水喂新生儿，最初可加快肠蠕动速度，但不久就转为抑制作用，使孩子腹部胀满。因此给新生儿喂糖开水浓度以 5%~10% 为好，成人品尝时在似甜非甜之间。给婴儿喂水应采用小勺或滴管喂给，尽可能不要使用容易吸吮的奶瓶和橡皮奶头，这样可以避免造成乳头错觉。婴儿日后不会拒绝吸吮母亲乳头,以免给母乳喂养造成困难。

(2)饮料不能替代白开水。不少家长用各种新奇昂贵的甜果汁、汽水或其他饮料代替白开水给孩子解渴或补充水分,这是不妥当的。饮料里往往含有较多糖分和电解质,口感很好,但是喝下去不能像白开水那样很快离开胃部。饮料长时间滞留胃部会对胃部产生不良刺激,影响消化和食欲,还会加重肾脏负担。孩子口渴了,只要给他们喝些白开水就行,偶尔尝尝饮料之类,也最好用白开水冲淡再喝。

(3)不要给孩子喝冰水。孩子天性好动,活动后往往浑身是汗。有的家长习惯给孩子喝一杯冰水,认为这样既解渴又降温。其实,大量喝冰水容易引起胃黏膜血管收缩,影响消化、刺激胃肠,使胃肠的蠕动加快,甚至可能引起肠痉挛,导致腹痛、腹泻。

(4)饭前不要给孩子喝水。饭前给孩子喝水会稀释胃液,不利于食物消化。而且孩子喝得太多会影响食欲。恰当的方法是在饭前半小时,让孩子喝少量水,以增加口腔内唾液分泌,帮助消化。

(5)睡前不要给孩子喝水。年龄较小的孩子在夜间深睡后,还不能完全控制排尿。若在睡前喝水多了,容易遗尿。即使不遗尿,一夜起床数次小便也会影响睡眠,导致次日精神不佳。

(6)久存的开水不宜给孩子饮用。室温下存放超过三天的饮用水,尤其是保温瓶里的开水,易被细菌污染,并可产生具有毒性的亚硝酸盐,喝多了可使血液里运送氧的红细胞数量减少,造成组织缺氧。亚硝酸盐在体内与有机胺结合,会形成亚硝胺,是一种危险的致癌物质。

(7)教育孩子养成良好的喝水习惯。让他知道喝水不要过快,不要一下子喝得过多,否则不利于吸收,还会造成急性胃扩张,出现上腹部不适症状。另外,要教育孩子不要喝生水,以防感染胃肠道传染病。如果孩子因病出现缺水症状时,除了通过喝水的方式补充水分外,还要根据病情,在医生的指导下,通过口服或静脉输液等途径补充水分。

育儿小贴士

人在剧烈运动后会出很多汗，而这时汗水带走了人体中的一部分盐分。如果运动完后马上喝水，汗水的排出会更多，盐分也就损失得更多。同时，这样还增加了血液的循环，给心脏加重了负担。所以在剧烈运动后不要马上喝水。

适当给孩子喝水，以避免"中毒"

炎热的夏日，烈日当头，酷暑难耐，体育课后小李便不停地喝水，一上午喝了10多瓶矿泉水。到中午吃饭时小李觉得头痛、恶心、呕吐，浑身疲乏无力，后来还出现了视力模糊。医生检查说是水中毒，喝水怎么还会中毒呢？

喝水过多会引起水中毒，这是由于人体内盐分丢失的缘故。血液中的盐丢失过多，吸水能力就会降低，水分就会通过细胞膜进入细胞内，使细胞水肿，人就会出现头晕、眼花等"水中毒"的症状。大量喝水会冲淡血液，全身细胞的氧交换受到影响，脑细胞一旦缺氧，人还会变得迟钝。脑组织固定在坚硬的颅骨内，一旦脑细胞水肿，颅内压力就会增高，出现头痛、呕吐、嗜睡、呼吸及心跳减慢等一系列的神经刺激症状、严重者还会出现昏迷、抽搐甚至危及生命。

预防水中毒的发生，应该注意：

（1）少量多饮。喝水过多、过少都不利于健康。每个人的排尿情况不同，一般每天喝8杯水较为适合且要分几次喝。一下子饮水过多，即使没有水中毒，大量的水积聚在胃肠中，也会使人胸腹感到胀满，不利于健康。饮水过多，还会冲淡胃液，导致胃肠的吸收能力减弱。

（2）未渴先饮。如果发现口渴，实际上你的体内已出现脱水状况。

（3）喝水不要喝得太快太急。喝水太快太急，无形中会把带着的很多空气一起吞咽，容易引起打嗝或是腹部胀气。如果是肠胃虚弱的人，喝水更应该一口一口慢慢喝。特别是剧烈运动后的喝水方法是，先用水漱漱口，润湿口腔和咽喉，然后喝少量水，停一会儿，再喝一些，让机体慢慢吸收。

（4）水温30℃以下最好。一般建议以30℃以下的温开水最好，比较符合肠胃道的生理机能，不会过于刺激肠胃道造成血管收缩或刺激蠕动。

（5）最理想的饮水是凉开水、淡茶水。开水在自然凉到20℃～25℃时，溶于其中的氯气等会减少一半，而对人体有益的微量元素并不减少，其张力、密度等理化特性与生物细胞内水的化学特征极相似，易被机体吸收。凉开水特有的生物活性，易透过细胞膜，增加血红蛋白量，改善免疫功能，常饮凉开水的人，肌肉中乳酸积存减少不易感疲劳。大量出汗后，宜补充含盐的水，一般以每500毫升水放1克盐为宜。

育儿小贴士

夏季旅游，酷日炎炎，孩子走路会大量出汗，还很容易口渴，这时家长就要给孩子适当补充水分，不过这时给孩子补水可是大有学问的，各位家长一定要注意。

一是外出旅游要给孩子喝适量的淡盐水，以补充其机体需要，同时也可防电解质紊乱。

二是在旅途中要多给孩子喝水，这里的多指的是次数而不是量。千万不能任由孩子一次猛喝，应分多次喝水，比如，每20分钟就可以给孩子喝上一口。

三是饮水的温度，不要让孩子喝5℃以下的饮料，甚至是冰镇的饮料。最好让孩子喝10℃左右的凉开水，可助其降温解渴。

此外，在旅游的过程中适量给孩子补充糖水也很重要，因为在旅途中，过多的运动会让孩子消耗大量的热量，其体内贮存的糖量无法满足运动的需要。因此，外出旅行时，父母一定要让孩子适当喝些糖水，以及时补充体内能量消耗。

孩子喝牛奶能喝出营养来

牛奶是众所周知的营养佳品,父母应该经常给孩子食用。但饮用牛奶也很有讲究,如果饮用不当,非但影响营养吸收,还可能影响健康。

牛奶营养丰富,具有补充钙质、增强免疫力、护目、改善睡眠、镇静安神等保健功效,但是只有科学地喝牛奶,孩子才能喝得更健康,才能发挥牛奶的营养价值。现给家长们提出以下几点注意事项,仅供参考。

1. 早上饮用,切忌空腹

一般晨起后会感到口干,有些人就拿牛奶解渴,一饮而尽,好不酣畅。如此"穿肠而过",胃来不及消化,小肠来不及吸收,牛奶的营养价值也就无从体现。况且,如果单纯以一杯牛奶作为早餐,则热量也是不够的。为此,早上饮用牛奶时一定要与碳水化合物同吃。具体吃法可以用牛奶加面包、点心、饼干等,搭配起来。可先吃点面包、饼干,再喝点牛奶;也可以在牛奶中加大米、麦片或玉米等做成牛奶粥。牛奶与碳水化合物同吃,一方面牛奶中所含的丰富的赖氨酸可提高谷类蛋白质的营养价值,另一方面也可使牛奶中的优质蛋白质发挥其应有的营养作用。

2. 小口饮用,有利消化

进食牛奶时最好小口慢慢饮用,切忌急饮,对碳水化合物要充分咀嚼,不要狼吞虎咽。这样,可以延长牛奶在胃中停留的时间,让消化酶与牛奶等食物充分混合,以有利于消化吸收。

3. 晚上饮用，安神助眠

按照一般的习惯，以早上或晚上饮用牛奶者居多。一般来说，如果每天饮用2杯牛奶，可以早晚各饮1杯。如果每天饮用1杯牛奶，则早晚皆可。晚上饮用牛奶可在饭后两小时或睡前一小时，这对睡眠较差的人可能会有所帮助，因为牛奶中含有丰富的色氨酸，具有一定的助眠作用。

4. 冷饮热饮，任君自便

牛奶煮沸后，其营养成分会受点影响，如B族维生素含量会降低，蛋白质含量会有所减少，但总的损失不会很大。饮用方式要看各人的习惯和肠胃道对冷牛奶的适应能力而定。一般而言，合格的消毒鲜奶只要保存和运输条件符合要求，完全可以直接饮用。如果需要低温保存的消毒鲜奶在常温下放置超过4小时后，应该将其煮沸后再饮用，这样比较安全。

5. 食品标志，举足轻重

在食用牛奶之前，要看包装是否完整，并仔细阅读包装上的说明。一要看成分，否则就不知其含奶量，也难以判断其营养价值。二要看生产日期、保质期和保存条件。如果不按条件保存，即使在保质期内也有可能变质。三要看生产厂名、地址和产品批准文号，以防假冒、伪劣产品混迹其中。四要看内在，鲜奶如出现沉淀、结块或怪味现象，说明已经变质，不可食用。

6. 冲牛奶不宜用开水

冲牛奶不宜用100℃的开水，更不要放在电热杯中蒸煮，水温控制在40℃～50℃为宜。牛奶中的蛋白质受到高温作用，会由溶胶状态变成凝胶状态，导致沉积物出现，影响乳品的质量。

7. 不宜采用铜器加热牛奶

铜在食具中使用已不多,但有些中高档食具中还使用,比如铜质火锅、铜质加热杯等。铜能加速对维生素的破坏,尤其是在加热过程中,铜对牛奶中发生的化学反应具有催化作用,会加快营养素的损失。

8. 避免日光照射牛奶

鲜奶中的B族维生素受到阳光照射会很快被破坏,因此,存放牛奶最好选用有色或不透光的容器,并存放于阴凉处。

9. 不要吃冰冻牛奶

炎热的夏季,人们喜欢吃冷冻食品,有的人还喜欢吃自己加工的冷冻奶制食品。其实,这是不科学的。因为牛奶冷冻后,牛奶中的脂肪、蛋白质分离,味道明显变淡,营养成分也不易被吸收。

10. 喝牛奶应选最佳时间

早餐的热能供应占总热能需求的25% ~ 30%,因此,早餐喝一杯牛奶加鸡蛋或加面包比较好,也可以在下午4时左右作为晚饭前的饮料喝。除此之外,晚上睡前喝一杯牛奶有助于睡眠,喝的时候最好配上几块饼干。

育儿小贴士

有的父母图省事,早上将牛奶煮好后,装入保温瓶中存放,待孩子起来时再倒出来给孩子饮用。殊不知,牛奶这种营养丰富的饮品,在温度适宜的环境中,极易滋生细菌,导致腐败变质。

孩子怎么喝酸奶才健康

酸奶一直是那些对牛奶过敏的孩子的保健圣品，很多父母都认为它对孩子的身体有百利而无一害，其实要想百利而无一害还需要科学地喝、健康地喝。

1. 空腹不宜喝酸奶

为什么空腹时不宜喝酸奶呢？这是因为通常人的胃液酸碱度即 pH 值为 1～3，空腹时的 pH 值在 2 以下，而酸奶中活性乳酸菌生长的 pH 值在 5.4 以上，如果在空腹时喝酸奶，乳酸菌就会很容易被胃酸杀死，其营养价值和保健作用就会大大降低。如果在饭后喝酸奶，这时胃液被稀释，pH 值上升到 3～5，这种环境很适合乳酸菌的生长，特别是在饭后 2 小时内饮用酸奶，效果最佳。

2. 酸奶不能加热喝

酸奶一经蒸煮加热后，所含的大量活性乳酸菌会被杀死，其物理性状也会发生改变，产生分离沉淀，酸奶特有的口味和口感都会消失。酸奶最有价值的东西就是酸奶里的乳酸菌，它不仅可以分解牛奶中的乳糖，从而产生乳酸，使肠道的酸性增加，且有抑制腐败菌生长和减弱腐败菌在肠道中产生毒素的作用，如果把酸奶进行加热处理，酸奶中的乳酸菌会被杀死，其营养价值和保健功能便会降低，因此饮用酸奶不能加热。夏季饮用宜现买现喝，冬季可在室温条件下放置一段时间后再饮用。

3. 饮后要用白开水漱口

酸奶中的某些菌种及所含的酸性物质对牙齿有一定的危害。对于儿童来说,喝完酸奶后如不进行漱口,特别容易出现龋齿。

4. 不能用酸奶服药

用酸奶代替开水服药是不正确的习惯,应加以改正。特别是不能用酸奶服用氯霉素、红霉素、磺胺等抗生素及服用治疗腹泻的一些药物,因为这些药物同样也会破坏或杀死酸奶中的乳酸菌。

育儿小贴士

酸奶的食用量应因情况而异,正常饮食的人每天饮用 1~2 杯酸奶(250~500 克)为好。对于青少年来说,早晚各一杯酸奶,或早上一杯牛奶、晚上一杯酸奶是最为理想的。

给孩子喝豆浆的讲究

豆浆是人们喜爱的饮品，也是一种老少皆宜的营养食品，在欧美享有"植物奶"的美誉。但是喝豆浆也是有讲究的，不能随便喝。

作为日常饮品，豆浆中含有大豆皂甙、异黄酮、大豆低聚糖等具有显著保健功能的特殊保健因子。常饮豆浆可维持正常的营养平衡，全面调节内分泌系统，降低血压、血脂，减轻心血管负担，增加心脏活力，优化血液循环，保护心血管，并有平补肝肾、抗癌、增强免疫力等功效，所以有科学家称豆浆为"心血管保健液"。

中医理论认为，豆浆性平味甘、滋阴润燥，"秋冬一碗热豆浆，驱寒暖胃保健康"，孩子常饮豆浆，对身体大有裨益。但是，孩子饮用豆浆一定要注意，否则很容易诱发疾病。那么，给孩子饮用豆浆要注意什么呢？

1. 忌喝未煮熟的豆浆

很多家长喜欢买生豆浆回家自己加热，加热时看到泡沫上涌就误以为已经煮沸，其实这是豆浆的有机物质受热膨胀形成气泡造成的上冒现象，并非沸腾，是未熟的。

未熟的豆浆对人体是有害的。因为豆浆中含有两种有毒物质，会导致蛋白质代谢障碍，并对胃肠道产生刺激，引起中毒症状，孩子喝了很可能中毒。预防豆浆中毒的办法就是将豆浆在100℃的高温下煮沸，这样你就可以安心地让孩子饮用了。如果孩子饮用豆浆后出现头痛、呼吸受阻等症状，父母应立即送其就医，绝不能延误就诊时机，以免导致生命危险。

2. 忌在豆浆里打鸡蛋

很多家长喜欢在给孩子喝的豆浆中打鸡蛋，认为这样更有营养，但这种方法是不科学的。这是因为，鸡蛋中的黏液性蛋白质和豆浆中的胰蛋白酶结合，会产生一种不能被人体吸收的物质，大大降低人体对营养的吸收。

3. 忌冲红糖

在豆浆中加红糖喝起来味道甜香，但红糖里的有机酸和豆浆中的蛋白质结合后，可产生变性沉淀物，大大破坏营养成分。

4. 忌装保温瓶

有些家长喜欢用保温瓶装豆浆给孩子带去学校喝。其实豆浆中有能除掉保温瓶内水垢的物质，在温度适宜的条件下，以豆浆作为养料，瓶内细菌会大量繁殖，经过 3~4 个小时就能使豆浆酸败变质。如果孩子喝了变质的豆浆，轻者腹泻，重者就得送医院了。

5. 忌喝超量

一次给孩子喝太多豆浆，容易使孩子蛋白质消化不良，出现腹胀、腹泻等不适症状。

6. 忌空腹饮豆浆

家长们不能让孩子在空腹时喝豆浆。因为豆浆里的蛋白质大都会在人体内转化为热量而被消耗掉，不能充分起到补益作用。饮豆浆的同时吃些面包、糕点、馒头等淀粉类食品，可使豆浆中蛋白质等在淀粉的作用下，与胃液较充分地发生酶解，使营养物质被充分吸收。

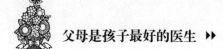

7. 忌与药物同饮

给孩子吃药时，一定不能让孩子用豆浆送药。因为有些药物会破坏豆浆里的营养成分，如红霉素等抗生素药物。

育儿小贴士

当生豆浆加热到80℃～90℃的时候，会出现大量的泡沫，很多父母误以为此时豆浆已经煮熟，但实际上这是一种"假沸"现象，此时的温度不能破坏豆浆中的皂甙物质。正确的煮豆浆方法应该是，在出现"假沸"现象后继续加热3～5分钟，使泡沫完全消失。

让孩子远离碳酸饮料

美国科学家韦什克等人经研究发现,常饮碳酸饮料会影响人体骨骼健康。

碳酸饮料就是我们俗称的汽水,是充入二氧化碳的一种软饮料。专家提醒各位家长,喝碳酸饮料须适量,尤其是青少年更不能上瘾,因为它对人体的副作用会大大超过它带来的刺激。具体来说,碳酸饮料含有三种成分影响健康。

1. 二氧化碳过多影响消化

别看碳酸饮料的口味儿多样,但里面的主要成分都是二氧化碳,所以你喝起来才会觉得很刺激。

有人说,碳酸饮料含二氧化碳,可能对人体不太好。事实上,足量的二氧化碳在饮料中能起到杀菌、抑菌的作用,还能通过蒸发带走体内热量,起到降温作用。不过,如果碳酸饮料喝得太多对肠胃是没有好处的,而且还会影响消化。因为大量的二氧化碳在抑制饮料中细菌的同时,对人体内的有益菌也会产生抑制作用,所以消化系统就会受到破坏。特别是年轻人,喜欢喝汽水、喜欢汽水带来的刺激,但一下喝太多,释放出的二氧化碳很容易引起腹胀,影响食欲,甚至造成肠胃功能紊乱。

2. 大量糖分有损牙齿健康

除了含有让人清爽、刺激的二氧化碳,碳酸饮料的甜香也是吸引人们饮用的重要原因,这种浓浓的甜味儿来自甜味剂,也就是饮料含糖量太多。

饮料中过多的糖分被人体吸收，就会产生大量热量，长期饮用非常容易引起肥胖。最重要的是，它会给肾脏带来很大的负担，这也是引起糖尿病的隐患之一。所以本身就患有糖尿病的人，尽量不要饮用。

另外，很多青少年，尤其是小孩子特别偏爱这种甜味。其实，这种糖分对孩子们的牙齿发育很不利，特别容易使牙齿被腐损。

3. 磷酸导致骨质疏松

如果你仔细注意一下碳酸饮料的成分，尤其是可乐，不难发现，大部分都含有磷酸。通常人们都不会在意，但这种磷酸却会潜移默化地影响你的骨骼，常喝碳酸饮料，骨骼健康就会受到威胁。

人体对各种元素都是有要求的，而大量摄入磷酸就会影响钙的吸收，引起钙、磷比例失调。一旦钙缺失，对于处在生长过程中的青少年身体发育损害非常大。缺钙无疑意味着骨骼发育缓慢、骨质疏松，所以有资料显示，经常大量喝碳酸饮料的青少年发生骨折的危险是其他青少年的3倍。

孩子喝果汁越多越好吗

果汁当中含有丰富的维生素，一直是老少皆宜的饮品，那么果汁好喝是不是多多益善呢？

其实，喝太多的果汁对我们的身体健康是有一些影响的。它会冲淡胃酸，消化与稀释以后，对我们的消化吸收会产生影响。长此以往，特别是会引发婴幼儿营养不良。另一方面，果汁在制配的过程中，损失了一些营养，比如说纤维素，现代医学证明纤维素对人体健康是有很大好处的。

每天大量饮用果汁容易导致水果摄入量减少，这会使人体内缺乏纤维素。而水果当中富含的纤维素对于预防和减少多种疾病，以及防止胃肠系统病变是很有好处的。还应该注意的是，果汁喝多了不仅会使人没有了食欲，影响正餐的食量，而且也会导致奶的摄入量的减少。而奶类对于我们大家，尤其是对孩子们来说，是增进免疫力，促进骨骼发育不可缺少的。另外有人还做过这样一项调查，每天饮用 200 毫升以上果汁的儿童，他们当中许多人的身高、体重不但没有增加，反而比其他同龄人偏低。

这是因为不少果汁当中含有果糖、山梨酸等难以消化的成分。有的孩子长期摄入过多容易引起慢性腹泻，造成营养的流失，所以身高、体重就会偏低，影响孩子的生长发育。

那每天该喝多少果汁呢？年龄不同，每天果汁的饮用量也是不一样的。举例来说，婴儿每天的饮用量一天在 20 ~ 40 毫升左右，最好是加水稀释。因为婴儿的消化系统发育还没有完全成熟，喝浓的果汁对消化系统刺激性比较强一些。对学龄前儿童来说，一次的饮用量可以控制在 150

毫升左右。成人一次可以饮用 250 毫升左右，一天可以饮用1～2次，最好不要超过 3 次。

　　饮用果汁还要注意以下两点：饭前半小时饮用果汁可使谷物中铁的吸收率提高 3～6 倍；果汁不宜加热饮用。

第 4 节

膳食治病也"致病"，会吃的孩子不生病

给孩子准备膳食要遵循冷热原则

中国人一向讲究"趁热吃"，这是怕吃了寒凉的东西会生病，但是热食也要有限度，不能一味贪热，更不能贪凉，要把握"热无灼灼，寒无沧沧"的原则。古代医学家孙思邈在《千金方》中就指出："热食伤骨，冷食伤肺，热无灼唇，冷无冰齿。"所以，父母为孩子准备膳食应当注意冷热平衡。

1. "热食"的危害

从冒着热气的面条，到热乎乎的粥，以及滚烫的火锅，中国人的饮食一直离不开"热"这个字。这是因为亚洲人的体质相对较弱，吃热食可以为身体提供更多的能量，帮助人们御寒保持体温。相比之下，欧美等地的人体格更壮，平时吃的食物本身热量就高，因此对食物温度没有特别的要求，所以他们的饮食结构中冷食较多。

但是，现在却有越来越多的研究显示，饮食过热和食道癌等多种消化道疾病息息相关。这是因为人的食道壁是由黏膜组成的，非常娇嫩，只能耐受50℃～60℃的食物，超过这个温度，食道的黏膜就会被烫伤。如果经常吃烫的食物，黏膜损伤尚未修复又受到烫伤，可形成浅表溃疡。反复地烫伤、修复，就会引起黏膜质的变化，进一步发展变成肿瘤。

2. "凉食" 更不可取

在炎热的夏天，人们往往会通过吃冷饮的方式来为身体降温，缓解燥热。但总是吃冷饮会伤害"胃气"，降低身体的抵抗力。中医所说的胃气并不单纯指"胃"这个器官，而是包含脾胃的消化（消化食品）、吸收能力，后天的免疫力和肌肉的功能等。

其实，夏天喝点绿豆汤就是很好的清凉解暑方，适当增加白萝卜、莲子、黄瓜、冬瓜、香蕉、橙子等凉性食物的摄入，每天吃点凉拌菜也是不错的习惯，可以调和体内摄入的高热量、高油脂食物。此外，有关学者研究证实，喝凉开水对人体大有好处，也是最解渴的饮料。冬季若每天都喝点凉开水，还有预防感冒和咽喉炎的作用。

总的说来，最健康最合适的食物温度是"不凉也不热"。许多家长在给小宝宝喂饭时，都会吹至微温后再喂，其实，这个温度对成人来说同样是最合适的。用嘴唇感觉有一点点温，也不烫口，就是最适宜的。

同样，父母给孩子饮水时也应该讲究温度。日常最好饮用温水，水温在18℃～45℃之间。过烫的水不仅会损伤牙齿的珐琅质，还会强烈刺激咽喉、消化道和胃黏膜。即使在冬天，喝的水也不宜超过50℃。如果实在怕冷，可以多吃些姜、胡椒、肉桂、辣椒等有"产热"作用的食物，既不会损伤孩子的食道，还有额外的保健功效。

管不住孩子的嘴，他只会越来越胖

走在街上，我们会发现现在的胖孩子越来越多了，这难道只是因为生活水平提高了吗？其实，孩子肥胖的最大原因就是管不住自己的嘴，吃了不该吃的、吃的时间不对、吃得太多……这些不健康的膳食习惯都会让你的孩子越来越胖。

恶习一：三餐不正常，饮食无规律

孩子早晨赖床，11 点钟才吃早餐，到了中午当然不饿，两三点再吃午饭，或者一直到晚上才吃一天中的第二顿饭，晚上玩得太晚，又狂吃夜宵……

对策：调整孩子的作息习惯，让其早睡早起，三餐规律进食，睡前 3 小时不要给他吃东西，实在饿时可以吃个苹果或喝杯牛奶充饥。

恶习二：总是习惯在外面就餐

不喜欢家里的饭，觉得餐馆里做的东西更好吃，所以，几乎一天三顿都要在外面吃，实在不愿出去的时候就叫外卖。

对策：父母学做几个拿手的饭菜，让孩子体会到家里的饭菜也是很美味的。

恶习三：偏爱垃圾食物

孩子特别喜欢鸡排、薯片、汉堡这些垃圾食物，觉得那些食物是无上的美味。

对策：尽量避免给孩子买类似的垃圾食物，并告诉孩子吃这些垃圾食物的危害。

恶习四：把剩下的食物都吃到肚子里

因为老师和家长都提倡节俭，所以好表现的孩子明明已经吃得很饱了，还是会勉强把剩下的吃下去。

对策：父母做饭的时候尽量少做一些，就算是做得多剩下了，也不要任由孩子硬塞到肚子里去。

恶习五：看到别人吃就会想吃

有的孩子常常看到别人吃东西就会想吃，明明不饿但就是嘴馋，无形中身材也就越来越宽。

对策：嘴馋绝对是破坏孩子身材的最大杀手，孩子如果实在想吃东西的时候就给他吃点水果，或者是高纤苏打饼干，千万不要任由孩子吃容易发胖的点心和巧克力等。

恶习六：不论何时何地，对食物来者不拒

不论是看电视的时候，写作业的时候，看书的时候，还是无聊的时候、不开心的时候、感觉有压力的时候……总觉得手上一定要拿点东西吃心里才会踏实和平静。

对策：培养孩子专心做事的习惯很重要，这样就不会总是惦记着吃东西，或者给孩子设定一个目标，让孩子有专心做事的动力，这样时间不知不觉就会过去，想吃东西的感觉也就不那么强烈了。

恶习七：不爱喝水，渴了就想喝饮料

有的孩子觉得白开水难以下咽，渴了就想喝饮料，吃饭的时候也要在旁边放瓶饮料才能吃得有滋味。

对策：给孩子随身准备一个水壶，装上水，让孩子慢慢养成自己喝水的习惯。如果孩子实在想喝饮料的话，就给他喝无糖绿茶、乌龙茶、牛奶或优酪乳，而不是任由其喝可乐、珍珠奶茶等热量高的饮料。茶类饮料解渴之余还可抗癌，除口臭和去油腻，但前提必须是无糖的；喝牛奶可增加钙质摄取；而优酪乳会给身体增加很多好的菌群。

这些膳食的坏习惯，看看你的孩子到底有多少，如果有的话，赶快帮助孩子改正吧，这样你就不用担心他会长胖了。

不同的食物可以呵护孩子身体的不同部位

不同的食物可以呵护孩子身体的不同部位，或许你对这种说法感觉有点陌生，但其实这里面的道理都是你已经熟知的。

（1）菠菜护脑：拥有胡萝卜素以及超氧化物歧化酶等成分的"还原食物"，可以阻止脑血管的病变而保护大脑。而"还原食物"中，菠菜的护脑功能最好。其次为韭菜、葱、豌豆角、西红柿、胡萝卜等蔬菜，核桃、花生等干果，以及糙米饭、猪肝汤等都是补脑的好选择。

（2）红薯护眼：维生素 A 素有"护眼小卫士"之称，假如人体缺乏它，眼睛感受弱光的能力便会下降，对黑暗环境的适应能力也会减退，严重时易患上夜盲症。维生素 A 是由胡萝卜素转变而成的。除胡萝卜外，红薯中也含有丰富的胡萝卜素，能提供丰富的维生素 A，可以提高视力，而且常食红薯对皮肤有好处。

（3）海带护发：护发的食物有很多，例如黑芝麻、生姜、核桃等。但护发冠军是海带，经常食用海带不但能补充身体的碘元素，而且对头发的生长、滋润、亮泽也都具有非常好的功效。

（4）番茄护肺：每星期吃番茄 3 次以上可以预防呼吸系统疾病，保护双肺免受细菌的感染。但番茄红素的含量与番茄中可溶性糖的含量是成反比的，也就是说，越是不甜的西红柿，其中番茄红素含量越高。

（5）香蕉护腿：含钾元素丰富的香蕉是食物中排名第一的"美腿高手"，它所含丰富的钾元素能帮助你伸展腿部肌肉和预防腿抽筋。其次是芹菜，它有大量的胶质性碳酸钙，易被人体吸收，可补充双腿所需钙质，还能预防下半身水肿。

（6）深海鱼护心：坚持每天吃鱼 50 克，可减少 40% 的心脏病的发生，尤以吃深海鱼为佳。鱼类所含的不饱和脂肪酸，被俗称为"好脂肪"，它们能担当天然抗凝血剂的帮手，可降低血压、抑制心肌的兴奋性、减慢心率，从而保护心脏。

（7）黑豆护肾：自古黑豆就被誉为"肾之谷"，而黑豆从外表上看与人体肾脏也颇为相似。它味甘性平，中医认为它具有补肾强身、活血利水、解毒、润肤的功效，非常适合肾虚者。

（8）甘蓝护胃：甘蓝是世界卫生组织推荐的最佳蔬菜之一，被誉为"天然胃菜"。患胃溃疡及十二指肠溃疡的人，医生都会建议多吃甘蓝。可将甘蓝与蜂蜜混合食用，此法有促进溃疡愈合的作用。

（9）西蓝花护肤：西蓝花不仅营养丰富、口感绝佳，还是闻名的"抗癌战士"，尤其是在防治胃癌、乳腺癌、皮肤癌方面效果尤佳。它含有丰富的维生素 A、维生素 C 和胡萝卜素，能增强皮肤的抗损伤能力。

（10）鸡蛋护指甲：健康的指甲是粉红色的，因为有充足的血液供给。若指甲颜色异常，往往是营养缺乏或其他潜在症状造成的。而高蛋白饮食是维持健康指甲所必需的，鸡蛋则是获得蛋白质的良好来源。

如果你觉得孩子身体的哪个部位不够健康，需要改善，就多给他吃一些对应的食物吧，一直坚持的话，孩子的情况就会慢慢好转。

别拿主食不当事儿，孩子吃不够就会出麻烦

现在很多爱漂亮的女孩子为了减肥而不吃主食。实际上这种方法对健康的伤害是相当大的，最后带给孩子们的也不是美丽。为什么不吃主食的时髦赶不得？让我们首先从迎粮穴说起。

鼻子旁边有个穴位叫迎香穴，而在嘴巴两旁各有一个穴位叫迎粮穴。从名字上我们就可以看出，鼻子是用来闻香味的，而嘴巴是用来吃东西的。现在有很多素食主义者，他们觉得吃素就是吃蔬菜。还有些人认为菜是好东西，比饭好吃也比饭有营养，所以"少吃饭，多吃菜"的饮食观念也风行起来。

其实我们祖辈早就给我们指了条明路——"迎粮"，就是说人要多吃大米、玉米、高粱、地瓜、胡萝卜、土豆等主食。

为什么这么说呢？我们知道蔬菜要做得可口需要大量的油，现在这不是什么问题，但过去的时候，人们缺衣少食，能吃饱就已经是最大的幸福了，想吃点有油水的东西并不容易。所以，蔬菜的制作一般都是用水煮并加点盐，根本谈不上可口。而土豆、地瓜等种子类的食物，不需要加油，煮熟后就香喷喷的，会引起人的食欲，还容易饱腹，所以几千年来，我们的祖辈们都是用种子类的食物作为口粮，蔬菜只是辅助。

虽然如此简单，那时人们的体质也相当不错，很少生病。现在那些以蔬菜摄入为主的素食者，经常会上火、生病，体质弱得似乎一阵风就能吹倒。而且主食的摄取量长期不足，对身体健康极为不利。

另外，为了减肥，就尽量少吃主食多吃菜，甚至一点主食都不吃，这也是不可取的。肥胖的根本原因在于摄取热量过多而消耗过少造成热量在体内的过度蓄积，而产生热量最多的营养成分是脂肪，所以胖人往

往在食量过大、吃肉过多而运动过少的人群中产生。单从饮食上讲，米、面等主食中含有的脂肪成分并不算多，而往往由副食中的油和肉类中获得。多吃蔬菜不是坏事，但大部分蔬菜要用油烹调才可口，这样易造成热量蓄积。

按照中国人的体质状况，一个孩子每天应当至少吃 3 两米饭，否则，如果长期吃含有高蛋白、高脂肪、低纤维的菜，极容易得高血压、心血管病和肥胖病。即便没有，亚健康也会悄悄袭向孩子的身体。所以，父母一定要抛弃"少吃饭，多吃菜"的观点，将孩子的主食与副食科学合理地搭配。

孩子若想身体壮，要把饭菜嚼成浆

　　这一句民间谚语是讲吃饭时要细嚼慢咽，这是很细节的问题。细嚼慢咽只是一种单纯的口腔动作，但并不只是关系到口腔的问题，它对于人的健康与疾病的防治都有很大的影响。如果人们能在吃饭时养成细嚼慢咽的习惯，也是养生之妙道。

　　我国历代医学家和养生家都非常看重吃饭时的细嚼慢咽。唐代名医孙思邈在《每日自咏歌》中云："美食须熟嚼，生食不粗吞。"明朝郑瑄的《昨非庵日纂》云："吃饭须细嚼慢咽，以津液送之，然后精味散于脾，华色充于肌。粗快则只为糟粕填塞肠胃耳。"清代医学家沈子复在《养病庸言》中说："不论粥、饭、点心、肴品，皆嚼得极细咽下，饭汤勿作牛饮，亦徐呷徐咽。"这些说的都是进食时应细嚼慢咽，狼吞虎咽不可取。

　　现代社会患口腔疾病的人越来越多，这与所吃的食品太精细以及"狼吞虎咽"不无关系。而细嚼慢咽则对人体的健康有着许多好处。

　　（1）预防口腔疾病。反复咀嚼可让口腔有足够的时间分泌唾液，而唾液中含有多种消化酶及免疫球蛋白，不但有助于食物的消化，还有杀菌作用，可预防牙周病。

　　（2）增进营养吸收。充分咀嚼让食物变得细小，使之与消化酶完全混合，被分解成更小的物质，便于人体吸收。

　　（3）增强食欲。细嚼慢咽可让人的牙齿和舌头感受到食物的美好滋味，从而可对中枢神经产生良好的刺激，产生食欲。

　　（4）减少胃肠道疾病。通过细嚼慢咽的食物，因在口腔中已对食物作了精细的加工，所以可减少胃肠道加工的负担，有利于胃肠道的健康。

（5）有利于减肥。狼吞虎咽者因血糖值上升较慢，只有在胃中充满食物时才有饱腹感，由于进食太多，必然导致肥胖。

（6）促进血液循环。多咀嚼具有改善脑部血液循环的作用。咀嚼时，下颌肌肉牵拉该部位的血管，加速了太阳穴附近血液的流动，从而可改善心脑血液循环。

（7）有利于防癌。唾液中含有过氧化酶，可去除食物中某些致癌物的致癌毒性。经过实验发现，唾液腺的分泌物与食物中的黄曲霉毒素、亚硝胺、苯并芘等多种致癌物接触 32 秒钟以上就有分解其致癌毒性的作用。细嚼慢咽会使口腔分泌更多的唾液，并与食物中的致癌物充分接触，可以减少致癌物对人体的危害。嚼的次数愈多，抗癌作用愈强。

那么，怎样才能让孩子达到慢食的要求呢？你可以让孩子在饭前喝水或淡汤以增加饱腹感，或者多吃耐咀嚼的食品，如红薯条、鱼干、带骨鱼、带刺鱼、鱼头、鸭头、鸡头、螃蟹、牛肉干、甘蔗、五香豆、玉米等。

另外，孩子吃饭的时候要专心，不能一边看电视或看书一边吃饭，或者边吃边说，这样很容易会忽略对食物的咀嚼，也会阻碍食物营养的摄入，甚至会导致营养不良。

要使小儿安，三分饥和寒

每到冬天，一些年轻的父母就给孩子加衣，里三层外三层，生怕孩子冻着。孩子在家，还整天紧闭门窗，以致室内新鲜空气不足，孩子如同生活在一个"人造夏季"的环境里。一些孩子不适应这种"温室"环境，体温不断上升，等父母发现时，孩子往往已经处于高热状态，这样便形成了冬季"中暑"。

其实，古人早就告诉我们，带孩子要"三分饥和寒"。人若在空气中受到寒凉，人体自然会调集卫气分布于体表以御寒，防止感冒。家长给孩子穿得过暖，就会形成过于温暖的环境，人体在这样的环境中毛孔会张开。没有寒冷环境的刺激，人体也不会在体表形成防寒的卫气。严寒的冬日，穿得再多，也有脱衣服的时候，谁敢保证孩子每一秒都待在暖和的地方？所以很可能就在脱衣服的瞬间，寒气从孩子开放着的、没有防寒系统的毛孔长驱直入，这样孩子会很容易感冒生病。所以，在秋天凉意初起的时候，父母不要急着给孩子加衣，要让孩子"三分寒"，以增强孩子的抗寒能力。

再者就是要孩子"三分饥"，即吃七分饱就可以了。孩子吃多了一是损伤脾胃，影响消化吸收，久而久之导致营养不良；二是会造成胃肠食积。中医认为"久积化热"，有内热容易导致外感，易生感冒等。

还有些家长，孩子不吃饭总是追着喂，殊不知，这会让孩子养成挑食和厌食的坏习惯。孩子不吃饭是因为不饿，饿了自然吵着要吃的，所以家长要懂得"三分饥"的喂养经验。

孩子是一个智能的生命体，有自己的接受能力和习性，父母不能一相情愿地给孩子穿暖穿厚、吃这吃那，而要"三分饥和寒"，这样孩子才会平安长大。

育儿小贴士

　　怎么看孩子是否食积呢？一般看孩子的舌苔，若舌苔厚，多为食积；若舌苔黄厚，就是食积化热了，这时就要注意给孩子"化食通便"。另一种方法就是闻小儿口腔的气味，若是口中有酸腐味，也是食积的表现。

聪明的孩子远离伤脑的食物

我们都知道，牛奶、胡萝卜、海带等食物对大脑是有好处的，经常吃能起到健脑益智的作用，同样的道理，大脑也会不喜欢某些食物，经常吃它们，大脑就会变得迟钝、笨拙，甚至出现记忆力减退的现象。它们包括以下食品：

1. 含铅食品

有的小朋友爱吃爆米花和皮蛋，但是爆米花在制作过程中，机罐受高压加热后，罐盖内层软铅垫表面的铅有一部分会变成气态铅，皮蛋的原料中则含有氧化铅和铅盐，而铅能取代其他矿物质铁、钙、锌在神经系统中的活动地位，因此是脑细胞的一大"杀手"。如果长期吃含铅的食物或者食物中含铅量过高，就会损害大脑导致智力低下。

2. 含铝食品

有些孩子在吃早餐时喜欢吃油条，但是在油条的制作过程中，须加入一定量的明矾，而明矾正是一种含铝的无机物。当它被人体吸收后，很难被排出而导致逐渐蓄积。长期下去就会导致孩子记忆力下降，思维变得迟钝。

3. 高糖食品

白糖是典型的酸性食品，如果我们经常在饭前吃含糖分高的食物，就容易形成酸性体质，这会严重影响我们的记忆力。

4. 过咸食品

人们对盐的生理需要很低，尤其是儿童，只要保持在每天 4 克以下就可以，而经常吃过咸食物的人，其动脉血管就会受到损伤，影响脑组织的血液供应，使脑细胞长期处在缺血、缺氧的状态下，从而导致反应迟钝，大脑过早老化。

5. 含过氧脂质的食品

油温在 200℃以上的煎炸类食品及长时间曝晒于阳光下的食物都含有较多的过氧脂质，而过氧脂肪对大脑的危害很大，他们会在人体内积聚，使人体内某些代谢酶系统受到损害，导致大脑早衰，所以孩子应少吃炸薯条、烧鸭、熏鱼等食物。

别把肚皮吃成小圆球，养成不贪食的好习惯

由于孩子的年纪小，所以自制力不够，看到一些自己喜欢吃的食物，通常会过度进食，在生活中我们经常会看到一些孩子在过度进食之后，肚子变得圆鼓鼓的，不得不痛苦地揉来揉去。其实，贪食不仅会导致肚子疼，还会对健康造成危害。

我们的大脑管理着我们身体的不同器官，其中有一个区域专门管理着我们的消化系统。如果我们每天都吃很多东西，就会导致这个区域始终处于运动的状态，而大脑的其他区域却没有事情可做，时常处在休息的状态。长期这样下去，由于大脑的各个区域使用的次数和时间不同，一些经常处于休息的区域（语言、记忆等智能区域）就会退化，这就会影响我们的智力。

另外，为了消化过多的食物，消化道在不停地做着扩张运动，有限的血液和氧气就会从大脑转移到消化道，导致大脑供血出现不足，造成脑疲劳。

吃得过饱也是导致小胖墩的一个原因，因为我们的胃是一个有限的空间，如果装得太满，胃就会被撑大。当它逐渐适应我们的饮食习惯，变得越来越大的时候，我们只有吃得越来越多才会有饱的感觉，这就会导致人体摄入的能量增多，并且逐渐转化为脂肪。

既然贪食的危害这么大，那么我们在日常生活中就应该教孩子养成每顿饭吃七八分饱的习惯，也就是说应该告诉孩子：当你感觉到有些饱了，但是还能吃一些食物时，就应该停止进食了，因为这时你吃进去的食物已经足够给你的身体提供充足的营养了。如果不小心贪食了，也不要害怕，可以找一个地方先休息一下，双手按顺时针方向轻轻按揉自己的腹部，这可以帮助胃肠运动，促进食物的消化和吸收。

四气五味，孩子吃不好就会得病

我们都知道，药物有"四气"、"五味"之分，同样的道理，食物也有"四气"、"五味"的不同。

所谓"四气"，即食物有寒、热、温、凉四性，"五味"即辛、甘、酸、苦、咸，人食四气五味来调养身体，但如果使用不当，不但对人不利，反而有害。也就是说，饮食中的四气五味，吃好了对身体有益，吃不好会对人体有害，易导致疾病的发生。所以我们要知道食物禁忌的道理，根据自己的身体状况摄取食物，这样才能达到好的效果。

寒性或凉性的食品，如绿豆、芹菜、柿子、梨、香蕉、冬瓜、丝瓜、西瓜、鸭肉等都有清热、生津、解暑、止渴的作用，对阳气旺盛、内火偏重的人非常适宜。

热性或温性食物，如羊肉、辣椒、生姜、茴香等热性或温性食物，有温中、散寒、补阳、暖胃之功，阳虚畏寒的人食之为宜，热病及阴虚火旺的人就应忌食。

此外，还要与四时气候相适应，寒凉季节要少吃寒凉性食品，炎热季节要少吃温热性食物，饮食宜忌要随四季气温而变化。

食物除五味外，还有淡味、涩味，习惯上把淡附于甘味，把涩附于咸味。

辛味能行气，通血脉。胃痛、腹痛者，可以吃些辣椒、茴香、桂皮等有行气、散寒、止痛作用的食物；外感风寒的人可以吃些有辛辣味的生姜、葱白等食品；风寒湿痹患者则宜饮用白酒或药酒，以辛散风寒、温通血脉。

甘味有补益强壮的作用，气虚、血虚、阴虚、阳虚以及五脏虚羸的人比较适宜。甘还能消除肌肉紧张和解毒，但甜食不能过量摄入，否则易发胖。

酸味能增进食欲、健脾开胃、增强肝脏功能，提高钙、磷的吸收率。久泻、久痢、久咳、久喘、多汗、虚汗、尿频、遗精、滑精等患者宜食用。

苦味具有清泄、燥湿的功能，适宜热证、湿证病人食用。比如苦瓜味苦性寒，用苦瓜佐餐，能达到清热、明目、解毒、泻火的效果，适宜热病烦渴、中暑、目赤、患疮疡及疖肿的患者。茶叶苦甘而凉，能够清利头目、除烦止渴、消食化痰。

咸味能软坚散结、润下，对结核、便秘患者比较适宜，而具有咸味的食物，多为海产品和某些肉类。如海蜇味咸，可清热、化痰、消积、润肠，对痰热咳嗽、痰核、痞积胀满、小儿积滞、大便燥结者最为适宜。海带味咸，有软坚化痰的功效。猪肉味咸，滋阴润燥，适宜热病津伤、燥咳、便秘的人食用。

可见，父母给孩子食补要根据孩子身体阴阳偏盛偏衰的情况，有针对性地进补，以达到调整脏腑功能平衡的目的。

对孩子"蛮补"的效果无异于"拔苗助长"

现在的家长为了给孩子增加营养，经常是大补特补，恨不得把全天下所有的补品都拿过来，"补"的结果却不容乐观。

一棵小树，因为它长不高就拼命给它施肥，那么它可能连生命都要受到威胁；一粒种子因为它不能很快发芽就不停地给它浇水，那么它可能因涝而亡。同样的道理，一个孩子因为体弱、厌食、长不高等，就给他进补，那么他原本健康的身体可能会受到威胁。

厌食、挑食、不爱吃饭，很多孩子都有类似情况，作为父母应该从饮食上去调教，而不是从"补"上下手。

中医所说的"补"是对"虚"而言的，身体健康的孩子没有进补的必要。

每个孩子都有自己的成长规律，"蛮补"的效果无异于"拔苗助长"。对处于生长期的儿童来说，只要吃得科学，补得合理，就能有利于机体和智力的成长发育。但大部分家长还是认为补品能保健强身、防病治病，于是擅自给孩子服用滋补品，这样的"蛮补"很容易使身体健康的儿童患上一系列病症。

1. 补钙过多易患低血压

缺钙的儿童应该在医生指导下合理补钙，不宜补得过多。因为医学研究认为，儿童过多补钙易患低血压，并且日后有患心脏病的危险。

2. 补锌过多易出现锌中毒

儿童补锌必须有医生的检查指导，才能确保安全。因为补锌过量会造成锌中毒,其表现为食欲减退、上腹疼痛、精神不振,严重的会造成急性肾衰竭。

3. 吃糖过多易生"儿童嗜糖精神烦躁症"

此症表现为情绪不稳定、爱哭闹、好发脾气、易冲动、睡眠差、常在梦中惊醒、注意力不集中、面色苍白、抵抗力降低、易患感冒和肺炎等。此外,还会引起腹泻腹胀、厌食、呕吐、消化不良、水肿、肥胖症、糖尿病、心血管疾病、龋齿等。

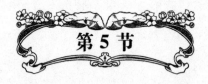

第5节

牢记饮食禁忌，千万别让孩子
吃出毛病来

少给孩子吃冷饮，以防闹肚子

炎热的夏季到来，孩子们在玩耍出了一身汗之后，马上去食品店购买冷饮。但是他们并不知道，冷饮一类的凉性食物很有可能令他们的脾胃受伤。

很多儿童营养专家都表示，雪糕、冰饮料等冷饮会影响儿童的肠胃，因为儿童的胃肠黏膜对冷的刺激非常敏感，食过多冷饮会使胃肠道血管突然收缩，影响胃液的分泌，引起肚子痛、拉肚子和消化不良等症状。

虽然，适当吃些冷饮对我们的身体没有什么坏处，但是吃得多了对身体很不好，因此父母应该叮嘱孩子注意自己平时饮用冷食的量，控制自己贪吃的小嘴，这样才能为自己培养一个强壮的身体。此外，父母应

让孩子注意以下几点:

（1）运动之后不马上喝冷饮解渴降温。

（2）夏季炎热时，最好喝凉开水降温。凉开水虽然没有冷饮那么美味和凉爽，但它是最好的饮料，既解渴又干净，还不伤胃肠。

（3）少喝冰汽水、可乐，少吃雪糕、冰棍。

（4）吃了热的食物不要马上喝冷饮。

（5）饭前饭后不喝冷饮。冷饮会冲淡胃中的消化液，不利于胃部对饭菜的消化和吸收。

膨化食品只会危害孩子的健康

膨化食品对小朋友似乎有着特殊的吸引力。据一些营养学家介绍，膨化食品之所以味美，是因为里面含了很多添加剂和味精的缘故。尤其是味精，能够刺激孩子的味觉，让他们吃了就上瘾，可是这些味精和添加剂会给孩子的身体造成伤害，会使孩子得一些成人病，比如脂肪肝、高血脂、糖尿病、肾病等。

膨化食品是零食的一种，但是它是零食中的"垃圾食品"，含有很高的糖分、油脂，其他营养成分几乎没有，大量食用很容易产生饱的感觉，影响孩子的正常饮食，而且吃多了也会发胖，所以它是零食中尤其应该少吃的一种。如果你的孩子每天都把膨化食品作为自己的主食，那么就应坚决让他抛弃这种坏习惯，养成以下好习惯。

（1）按时吃三餐，把膨化食品排除在正常饮食之外。如果每一顿饭都吃得营养又美味，就不会总是想着膨化食品，抛弃它也不是一件难事。

（2）多到外面做运动，和小朋友们玩一些游戏，分散自己的精力，让自己没有时间去想膨化食品。

育儿小贴士

我们可以看看膨化食品包装袋上印刷的"制作成分"，你会发现这些原料和添加剂中并不含铅，那么它们是从哪里来的呢？原来食品在加工过程中是通过金属管道的，金属管道里面通常会有铅和锡的合金，在高温的情况下，这些铅就会汽化，汽化了以后的铅会污染膨化的食品。另外为了让食品看起来更好看，有些厂家会在里面放入一些膨松剂，膨松剂的种类有很多，有的本身就含铅。

　　如果我们的孩子摄入过量的铅，就会引起注意力低下、记忆力差、多动、容易冲动、爱发脾气等症状，严重危害孩子的智力发育和神经系统的健康。

给孩子吃"洋快餐"不是宠他而是害他

中国的古老传统很多都得以保存，但现在却仿佛屈服于不可抗拒的西方生活方式……从美国那里，中国模仿到了最糟糕的东西——洋快餐。"洋快餐"具有三高（高热量、高脂肪、高蛋白质）和三低（低矿物质、低维生素和低膳食纤维）的特点。营养学家为"洋快餐"取了个绰号——"能量炸弹"和"垃圾食品"。因为吃一顿洋快餐，就等于你一天能量消耗的下限。可以想象，如果孩子天天吃"洋快餐"，孩子能健康吗？"洋快餐"还破坏了食物种类多样性的原则，其品种非常简单，不像中国食物这么丰富，中国人认为"杂食者、美食也，广食者、营养也"。

某些"洋快餐"用的油和中国传统用的普通植物油不同，因为用的是氢化油，即把植物油加氢生产出的油。哈佛大学公共卫生学院营养学系主任威利特教授指出：将天然植物油加氢后生产的氢化油危害健康！因为氢化油中含一些自然界本不存在的反式脂肪酸，反式脂肪酸会影响人类内分泌系统，危害健康。

瑞典国家安全管理局经研究发现，炸薯条、汉堡包、薄脆饼、烤猪肉等含有大量的丙烯酰胺，由于丙烯酰胺会损害中枢神经系统，可以诱发良性或恶性肿瘤，所以有学者认为这解释了西方国家肿瘤高发的原因。美国药品与食品管理局2004年公布了对750种食品的检查结果，再度证实了炸薯条、炸薯片、爆米花、炸鸡中致癌物质含量最高。

所以，在"洋快餐"的美食面前，你一定要让孩子学习顶得住诱惑，别上了它的当！

方便食品只会让孩子更快生病

方便面因为它"方便",所以,深受中小学生、住校学生和假期喜欢熬夜的孩子的青睐。然而,专家们已明确地指出:最好少让孩子吃方便面,因为它只会威胁孩子的健康。

小强的爸爸在一家方便面厂工作,他经常往家里带一些不同口味的方便面,说是在进入市场前让孩子尝尝鲜。这样一来,时间长了,小强迷上了方便面的味道,他甚至觉得妈妈做的饭菜没有味道,奶奶做的点心也对他没有丝毫的吸引力了。每天三餐小强就以方便面为主,尤其是方便面的汤,他都是当水喝的。上初一的时候,身高 130 厘米的小强却有 70 千克的体重。父母对小强的身体很是担心,便带着他去医院检查,医生诊断出小强除了患有肥胖症外,还有胃病、头痛的问题。这些都是因为他长期吃方便面造成的。那么,为什么小强吃方便面会患上这么多病呢?

现在,让我们为各位家长来剖析一下方便面的危害,看看它到底隐藏了怎样的祸患。

现如今的食品添加剂有 300 多种,有着漂白、着色、调节胃口、防止氧化、延长保存期限等不同的作用,按照国家的有关规定这些添加剂都是可以使用的。所以,父母偶尔可以让孩子吃几餐方便面,算是"尝尝鲜"。不过,如果长期给孩子吃方便面,就会影响孩子的身体健康。下面我们着重列举方便面中常用的几种添加剂,让各位家长明白它们到底是"何方神圣"。

1. 盐

每包方便面中的盐含量是 6 克，而人每天食盐的摄取量大约为 8 克左右，所以，方便面的含盐量明显偏高了。我们都知道吃盐过多对人的健康无益，而且容易导致高血压，或损害人的肾脏。所以，孩子多食盐对身体危害不小。

2. 磷酸盐

在方便面中，磷酸盐起了不小的作用，它可以改善方便面的味道。只不过，人体摄磷太多，会导致体内的钙无法充分利用，还容易引起人体骨折、牙齿脱落以及骨骼变形。

3. 氧化脂质

为了延长方便面的保存期限，厂家都会将其先用油炸过，因为油炸后面中的水分会减少，这样有助于保存。然而，这些油脂经过氧化后会变成"氧化脂质"，这种物质积存在人体的血管以及其他器官中，会导致人体老化加速，并引起动脉粥样硬化，从而引起脑出血、心脏病、肾病等症。

4. 防氧化剂

现实生活中，方便面从工厂制成到消费者买到手中，短的需要一两个月，长的可能会有一到两年的时间，在这段时间里，方便面中的防氧化剂和一些其他化学药品已经在慢慢变质，这对人体来说更是有害无益的。

所以，专家们建议各位家长：最好少给孩子吃或不给孩子吃方便面，即便时间再忙偶尔让孩子吃方便面，每周也不要超过两包，这样才不会那么容易危害孩子的健康。另外，为了防止和降低方便面对孩子的身体造成危害，在给孩子吃方便面的时候，应该将第一次泡面的汤倒掉，然后再兑上开水或其他的汤，这样可以减少方便面中的盐分和其他有害物质。当然，为了增加营养，父母在给孩子吃方便面时，可以在面中适当加些蔬菜，如菠菜、青椒等含维生素丰富的有色蔬菜，这样可以冲淡各种添加剂对孩子身体的危害。

育儿小贴士

泡面还是少给孩子吃为宜，如果家长偶尔因工作忙不过来，没办法给孩子准备吃的，也可以给孩子吃一两次，下面我们教各位家长一点小方法，可以让你的孩子在享受美味之余，还能兼顾健康：

1. 泡面时，无论是泡还是煮倒无所谓，但调理包一定要煮，而且是水煮沸后再放。

2. 调理包放下去至少应煮沸三分钟。（因为调理包中的抗氧化剂在高温下会自动分解。）

3. 调味包与各种调理包，每次只放一半，以减少盐分的摄取量。

4. 如果可以的话，打个蛋花，加一些青菜，或餐后配点水果，可以适时地补充蛋白质与维生素。

5. 最好不要买碗面，即使出门在外，也最好自备钢杯。

6. 可选择裸籽条，或米粉、冬粉之类未经油炸的泡面。

罐头食品，营养大缩水

很多人，尤其是青少年，喜欢吃罐头食品，但多吃罐头食品对健康并无好处，所以专家提醒你，最好别常吃罐头食品。

无论是鱼、肉类罐头，还是水果、蔬菜等素罐头，为延长保存期，罐头食品在制作过程中要加入防腐剂（常用的如苯甲酸）。一般而言，罐头食品所加防腐剂经过检验对人体无毒害作用，少量短期食用是相对安全的，但是，经常食用对肝、肾均有损害。

另外，罐头中还加入了添加剂，是为了使食品味美，在加工过程中，罐头中加入的添加剂包括香料、色素、人工调味剂等，它们会影响身体的健康，甚至还可因某些化学物质的逐渐积累而引起慢性中毒。

再者，罐头加工后损失维生素 C 大约有 10%～60%，维生素 B_1 损失 20%～80%，维生素 B_2 损失不到 10%，泛酸损失 20%～30%，维生素 A 损失 15%～20%。据研究，罐头食品经过加热处理后，50%以上的维生素 C 被破坏掉。所以，吃罐头食品也不利于维生素 C 的补充。

罐头食品存在着这么多的健康隐患，我们还是少让孩子吃为好，如果你想图个"新鲜"，想品尝一下美味的罐头，那么就按专家教你的方法去挑选。购买水果罐头时，可以通过辨别颜色和汤汁等方法来识别好坏：好的水果罐头果肉颜色不均匀，比如黄桃水果罐头，果肉有金黄色的，还有一点带青色的，假的黄桃罐头的果肉则完全一致，颜色很好看；正常水果罐头的汤汁一般是无色的或略带一点颜色，如黄桃罐头汤汁应该是无色的，而染色的汤汁是黄颜色的。另外，劣质罐头果肉一般比正常的要小。

育儿小贴士

　　由于儿童体质稚嫩,内脏器官尚处于发育不成熟阶段,尤其是肝、肾的解毒和代谢功能尚不完善。如果食用罐头过多,会影响儿童的生长和发育,甚至还可能引起"慢性中毒"。

吃香喷喷的烧烤，孩子付出的代价不小

烧烤食品一向是小朋友们喜爱的食品之一，不过虽然它的味道鲜美，但它也和膨化食品一样，被国家列为儿童"限制食品"之一。这是由于很多烧烤食品卫生不合格，食物中有很多细菌，可能会令食用的小朋友患上肠胃疾病。不仅如此，烧烤食物还是导致癌症的祸患之一。

许多小学的校园外都有很多卖烧烤食物的摊贩，每天中午或放学的时间，学生们都会围到烧烤摊上购买肉串一类的烧烤食品。但烧烤食物会让人的肚子里生蛔虫，这是因为很多时候，由于烤肉的炭火太急，肉的表面熟了，可是里面却没有熟，生肉里寄生的一些细菌在体内滋生，就会引起肠胃不适。而如果肉的来源不合格，往往含有某些寄生虫，如果食用这些不熟而含有寄生虫的烤肉，那么肠道里很容易生虫子。

不仅如此，为了让烤肉的味道变得更鲜美，烧烤店可能会在肉中加入很多味精，而过多的味精会影响少年儿童的视力。

所以，如果你发现孩子爱吃烧烤，应尽早引导孩子远离它：

（1）平日让孩子少吃烤肉，多吃煮、炖的肉。煮肉和炖肉都能让肉熟透，还能保留其中的营养成分，就算肉的一部分营养流失，也只是进入肉汤里，一样能被我们吸收利用。

（2）主动远离烧烤店，远离烧烤美味的诱惑，烧烤店飘出的烟尘对我们的身体也会造成一定程度的危害。

育儿小贴士

烧烤的坏处主要有以下几点：

首先，烧烤不仅可能引起我们肠胃的不适，还会减少肉中蛋白质的含量。我们都知道肉里含有丰富的蛋白质,在烧烤的过程中,蛋白质会因为高温发生变性,由它分解出来的氨基酸也会遭到破坏,其中的维生素也被破坏。如果经常食用烧烤食品,会造成这些营养元素的摄入量减少。

其次,常吃烧烤食品还会诱发癌症。肉中的核酸在烧烤的过程中会发生质的变化,生成致癌的物质,引发癌症,而烤前腌制过的肉也有一定的致癌物质。癌症是人类健康最大的敌人,所以我们一定要远离容易致癌的食物。

孩子用饮料送药，会毫无疗效

生病对于每个人来说都是无比痛苦的事情，很多小孩子生了病，都因为药的苦感而拒绝吃药，让家长很操心。

家长们为了让孩子能将药吃进去，有的时候会在药里加上冰糖或蜂蜜，可是依然有一些孩子不肯吃药，除非爸爸妈妈将果汁和饮料拿过来放到他们的面前，他们才勉强能将药物吃进嘴里。可是，甜甜的果汁和饮料虽然消除了药的苦味，但是却让药物失去了药效。

这是因为果汁是酸性水，能够将药快速溶解到水中，不利于胃对药的吸收，而且果汁饮料里面有很多维生素 C，它严重影响药物发挥作用。还有一些小朋友喜欢直接拿牛奶当水，然后才肯把药吃下去。但牛奶中的蛋白质、钙元素会在药的周围形成一层保护膜，让胃无法吸收药物。

因为孩子有这些吃药的坏习惯，所以药物不被吸收，或者吸收得很少，也就无法发挥它们的作用，拖延了疾病的复原时间。为了让病痛尽快远离孩子，父母应该让孩子快点改掉吃药的不良习惯，做到以下几点：

（1）吃药用白开水送服，不要依赖果汁、牛奶、糖果的甜味消除嘴中的苦味儿。

（2）刚吃完东西就吃药，影响胃对药物的吸收；空腹的时候也不宜吃药，因为药对肠胃有一定的刺激作用。

育儿小贴士

我们生活中的很多饮品都不能用来送服药物，比如果汁、豆浆、汽水、矿泉水和茶等。可是有的小朋友会问,矿泉水也是清水啊,为什么不能用来吃药呢?

这是因为矿泉水中含有多种微量金属元素,这些金属元素可以使很多药物失去疗效,因此我们也不能用矿泉水服药。

让孩子对汤泡饭说"不"

吃饭的时候，尤其是吃米饭，如果能泡一点菜汤，不仅味道不错，还省去了喝汤的环节。相信很多人都有这样的想法。其实这种做法是极不科学的。

常吃汤泡饭对你的胃来说是没有好处的，尤其对小孩和老人不利。大家都知道，口腔是人体的第一大消化器官，我们吃东西的时候，首先要咀嚼食物，充分利用这一道消化工具将食物初步分解消化，因为坚硬的牙齿可以将大块的食物切磨成细小的粉末、颗粒状，便于下咽，也方便下一步继续消化吸收。同时更重要的是，在不断咀嚼的过程中，口腔中的唾液腺才有唾液不断分泌出来，咀嚼的时间长，唾液的分泌就多。唾液能把食物湿润，其中有许多消化酶，有帮助消化吸收及解毒等功能，食物在口腔中较好地得到初步消化和分解，胃的消化吸收工作就减轻了负担，对肠胃健康是十分有益的。

汤泡饭是汤和饭混在一起的，由于包含水分较多，饭会比较松软，很容易吞咽，人们因此咀嚼时间减少，食物还没咀嚼烂就连同汤一起快速吞咽下去，这不仅使人"食不知味"，而且舌头上的味觉神经没有得到刺激，胃和胰脏产生的消化液不多，这就加重了胃的消化负担，日子一久，就容易导致胃病的发作。

就小孩来说，由于汤泡饭会有大量的汤液进入胃部，会稀释胃酸，影响消化吸收。其次，小孩的吞咽功能不是很强，如果长期吃汤泡饭，由于吞咽速度过快，还容易使汤汁米粒呛入气管，造成危险。再者，吃饭本应细嚼慢咽才能食出滋味和营养，长期的汤泡饭会使小孩养成囫囵进食的坏习惯，不利于健康。

育儿小贴士

常言道:"饭前先喝汤,胜过良药方。"这是有科学道理的。因为从口腔咽喉、食道到胃。犹如一条通道,是食物的必经之路。在吃饭前先喝几口汤,就等于给这段消化道加了"润滑剂",使食物能顺利下咽,防止干硬食物刺激消化道黏膜。另外,在吃饭中途不时地进点汤水也是有益的。

生食，为孩子健康埋下陷阱

现在，"生吃活食"似乎成为时尚，不少人认为这样可使营养更丰富，味道更鲜美，所以不仅自己吃，还给孩子吃。其实，万事都不能绝对化，专家认为"生吃活食"不能作为一种饮食习惯进行倡导。

有些食物是不能生吃的，因为生吃这些食物会给你的健康带来莫大的伤害，不能生吃的食物包括：

（1）河鱼。肝吸虫卵在河塘的螺蛳体内发育成尾蚴，并寄生在鱼体内，若吃了生的河鱼，肝吸虫卵就会进入人体发育成虫，可使人体产生胆管炎，甚至发展成肝硬化。

（2）螃蟹和龙虾。生螃蟹带有肺吸虫的囊蚴虫和副溶性弧菌，龙虾则是肺吸虫的中间寄主，生吃螃蟹和龙虾后，肺吸虫进入人体，会造成肺脏损伤，严重者会使肠道发炎或肠道水肿充血。

（3）荸荠。常吃生荸荠，其中的姜片虫就会进入人体并附在肠黏膜上，可造成肠道溃疡、腹泻或面部水肿。

（4）鸡蛋。蛋清所含的抗生物蛋白在肠道内与生物素结合后，会阻碍人体对生物素的吸收。生鸡蛋还常含有沙门氏菌，会使人呕吐、腹泻。

（5）鲜黄花菜。鲜黄花菜含有秋水仙碱，进入人体形成氧化二秋水仙碱，极毒，食用 3～20 毫克就可致死。

（6）新鲜木耳。新鲜木耳含叶林类光感物质，生吃新鲜木耳后，可引起日光性皮炎，严重者会出现皮肤瘙痒、水肿和疼痛。

（7）蜂蜜。在酿制蜂蜜时，常常会采集到一些有毒的花粉，这些有毒的花粉酿进蜂蜜以后，人吃了生蜜就容易导致中毒。另外蜂蜜在收获、运输、保管的过程中，又很容易被细菌污染。因此，生蜂蜜不可食用。

（8）豆浆。豆浆味美可口，其营养价值并不比牛奶低。但饮用未煮沸的豆浆，可引起全身中毒。因为生豆浆中含有一些有害成分——抗胰蛋白酶、酚类化合物和皂素等。抗胰蛋白酶会影响蛋白质的消化和吸收；酚类化合物可使豆浆产生苦味和腥味；皂素刺激消化道，引起呕吐、恶心、腹泻，从而破坏红细胞，产生毒素，以致引起全身中毒。

（9）豆角。豆角包括扁豆、芸豆、菜豆、刀豆、四季豆等。吃豆角容易中毒，是因为豆角里面含有一种毒蛋白"凝集素"，这种物质在成熟的或较老的豆角中最多。豆角应该煮沸或用急火加热10分钟以上，这样"凝集素"就会被除掉。吃炒豆角或者用豆角做馅时，要充分加热，吃凉拌豆角也要煮10分钟。

（10）白糖。白糖中常有螨虫寄生，生吃白糖很容易得螨虫病。螨是一种全身长毛的小昆虫，肉眼看不见，螨在糖中繁殖很快。若螨虫进入胃肠道，就会引起腹痛、腹泻、形成溃疡。若进入肺内，会引起咯血、哮喘。若进入尿道，可引起尿路炎症。因此，白糖最好不要生吃，食用前应该进行加热处理（一般加热到70℃左右保持3分钟就可以了）。

以上食物最好不要生吃，否则对孩子的身体健康会带来很大的影响，但是有些蔬菜生吃可以最大限度地留住营养，并有防癌抗癌和预防多种疾病的神奇作用。

适宜生吃的蔬菜有胡萝卜、黄瓜、西红柿、柿子椒、莴苣等。生吃的方法包括饮用自制的新鲜蔬菜汁，或将新鲜蔬菜凉拌，可酌情加醋，少放盐。而包心菜、甜菜、花菜等，可通过绞碎、发酵产生活性酶后再食。胡萝卜也可每天细嚼慢咽15克，每天1次，长期坚持，就可起到抗癌的奇效。生吃黄瓜最好不要削皮，黄瓜富含维生素C，有关医学研究证实，新鲜黄瓜中所含维生素C的量由高至低的顺序为瓜皮、子、瓜肉。柿子椒含有丰富的维生素C，据测试，每1000克柿子椒含有70~120毫克维生素C，含维生素A达40多个国际单位，如果每天生吃柿子椒50克，就可满足人体一天对维生素C的需求。西红柿烫了以后维生素C便发生变化，吃起来发酸。而生吃莴苣最好是先剥皮，洗净，再用开水烫一下，拌上作料腌上 1~2 小时再吃。

不过，生吃蔬菜要注意营养、健康和卫生，提防"病从口入"。在生吃瓜果蔬菜时，必须进行消毒处理。通常可在瓜果蔬菜经水冲洗后，再用开水浸烫几分钟；或者用清洗消毒剂清洗。凉拌蔬菜时，加上醋、蒜和姜末，既能调味，又能杀菌。

育儿小贴士

血液病患者可生吃卷心菜、菠菜或饮其生鲜蔬菜汁液，因为菜中的叶酸有助于造血功能的恢复；高血压、眼底出血患者，宜每早空腹食鲜番茄 1~2 个，可有显著疗效；咽喉肿瘤患者，细嚼慢咽青萝卜或青橄榄等，可使肿瘤很快消失。

别让孩子与酱油多打交道

大部分父母给孩子做菜时都离不开酱油，它不仅能给菜肴加色，还能添味，而且适当吃还有助于健康，但是不管是大人还是孩子都不能多吃，否则很容易对健康造成危害。

酱油的主要原料大豆中含有植物雌激素，植物雌激素能够有效地抑制人体内雌激素的产生，而一旦人体的雌激素水平过高就会引发乳腺癌。研究还发现，大豆中含有丰富的卵磷脂，卵磷脂具有提高人体代谢能力和免疫能力等作用，对于防治癌症，尤其是对防治乳腺癌有一定作用。另外，酱油中所含的异黄酮可降低人体 10% 的胆固醇，减少患心血管疾病的危险，还可以减缓甚至阻止肿瘤的生长。

另外，酱油中能产生一种天然的抗氧化成分，有助于减少自由基对人体的损害，其功能比常见的维生素 C 和维生素 E 等抗氧化剂大十几倍。自由基是导致细胞变异的代谢产物。根据研究结果显示，酱油所达到的抑制自由基的效果，与一杯红葡萄酒相当。尤其令人惊讶的是，酱油能不断地消灭自由基，不像维生素 C 和维生素 E 在消灭一定分量的自由基后就停止了。

尽管酱油的营养价值很高，并具有防病的作用，但是平时最好不要多吃。酱油的含盐量高达 18% ~ 20%，即 5 毫升酱油里大约有 1 克盐，这些盐除了调味以外，主要是为了防止酱油变质而添加的。患有高血压、肾病、妊娠水肿、肝硬化腹水、心功能衰竭等疾病的人，平时更应该小心食用，否则会导致病情恶化。

食用酱油时应该注意以下几点：

（1）酱油应在菜肴出锅前加入，不宜在锅内高温烧煮，高温会使其失去鲜味和香味，同时，酱油中的糖分在高温下会焦化变苦，食后对身体有害，所以放酱油应在出锅之前。

（2）蘸食酱油或在调拌凉菜时，要加热后再用。这是因为酱油在贮存、运输、销售等环节中会受到各种细菌污染，通过加热可减少或杀灭细菌。加热方法是蒸煮，不宜煎熬。

（3）要烹制绿色蔬菜应少加或不加酱油，放酱油或放得多，会使蔬菜的色泽变得暗淡黑褐，不仅影响美观，浓重的酱香还会掩盖蔬菜的天然美味。

育儿小贴士

临床中经常有人询问，皮肤受伤后吃酱油会不会让伤口变黑，留下疤痕？其实，这种担心完全没必要。皮肤是否会留下疤痕，主要取决于损伤的深浅度、细菌感染程度、个体差异等因素。酱油的主要成分是谷氨酸，与组织修复没有直接关系。其中的色素是食用色素，摄入体内后也不会被输送到皮肤。因此，受伤的孩子不必忌食酱油。

孩子"盐"多必失健康

　　盐，虽看似不起眼，却可使食物变换无穷风味。但是，各位家长，你们知道吗？盐并不是多多益善！一项研究发现，法国每年至少有 7.5 万人因食盐过量而患心血管疾病，其中 2.5 万人因病情严重而死亡，这一数字是法国交通事故死亡人数的 4 倍，可见，吃盐过多会有损健康。

　　要想了解为什么食盐过量会对身体造成伤害，首先，我们要了解人的身体。氯、钠和钾是人体电解质的主要成分，而钠和钾，就像两个势均力敌而又互相制衡的战友。钠在细胞外，钾在细胞内，两者共同捍卫着身体细胞内外渗透压、水分和酸碱值的平衡。一旦平衡被打破，钠含量增多，则会对人体造成危害！而盐的主要成分就是氧化钠，食量过多当然会对身体造成损害，那么"盐"是如何侵袭人的身体的呢？下面我们逐一介绍。

1. 嗜盐易致使骨质疏松

　　如果嗜食口味重的食物，盐中的钠会耗尽人体骨骼中的钙，最后孩子会因为骨质疏松而失去健康，甚至丧失生命。

　　钠约占盐主要成分的 40%，是导致人体骨质流失的杀手。严格来说，钠本身并非一无是处，人体的神经信息传递和肌肉收缩都需要这种矿物质。若得不到适量的补充，就会发生若干功能性问题。

　　但过多的钠却是有害无益，一般而言人体的肾每天会将使用过的钠随着尿液排到体外，可是每排泄 1000 毫克的钠，大约也会同时耗损 26 毫克钙。看起来似乎没有什么影响，可是人体需要排掉的钠越多，钙的消耗也就越大，最终必会影响到骨骼健全所必需的钙质。

2. 咸出来的感冒

很多国内外专家研究认为，不良的饮食习惯与感冒关系密切。过多地进食高盐餐饮，可导致唾液分泌减少，使口腔黏膜水肿、充血、病毒增多，易引起上呼吸道感染，最终导致感冒。过多地进食高糖餐饮，可消耗体内水分和维生素等营养物质，引起口干舌燥，使免疫力低下，进而诱发感冒。过多地进食高脂肪饮食，如奶油、肉类、肉汤等可降低机体的免疫细胞抗病毒能力，易引起感冒。为预防感冒，应远离高盐、高糖、高脂肪的"三高"饮食。

3. 口味重易患胃病

胃黏膜会分泌一层黏液来保护自己，但黏液怕盐，如果吃得太咸，日积月累，胃黏膜的保护层就没有了。酸甜苦辣长驱直入，娇嫩的胃怎么能受得了呢？长期如此会引起胃溃疡、胃炎，甚至胃癌。

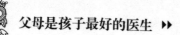

育儿小贴士

盐虽然不能多吃，但是盐却有许多功用很值得利用，盐利用得当就能让身体健健康康，现在向各位父母介绍一下盐的妙用。

1. 漱口水，取 1/2 茶匙的盐泡 240 毫升的温水，可当喉咙的漱口药水。

2. 消除脚部疲劳：将脚泡在温盐水中数分钟，再用冷水冲净即可。

3. 减少蜇痛：如遭蜂蜇，将蜇处弄湿并沾盐，再用冷水冲净即可。

4. 治蚊虫咬伤：被蚊子、跳蚤等虫子咬伤的患部，先浸泡盐水，再敷上加有盐的猪油。

5. 消除眼部肿胀：拿一茶匙盐加入 600 毫升温热水中，待其完全溶解后，取块棉花浸泡一会儿，再取出敷在眼部肿胀处，可消肿。

6. 消除疲累：在浴缸内的热水中加入几把盐，再进入浸泡至少 10 分钟,可消除身体疲累。

7. 抗湿疹:在浴缸里适度撒盐浸泡全身,或直接拿盐揉搓身体,大约一两周斑点即会逐渐消失。

8. 减轻腹痛:将2杯炒过的盐放入厚纸袋或用毛巾包裹好,置于下腹,经过20~30分钟,疼痛就会消失。

杜绝酸菜出现在孩子的菜单上

酸菜是流行于我国民间的一种风味菜肴，雪村的一句"翠花，上酸菜"使得不起眼的酸菜一下子火了起来，吃酸菜日益成为一种饮食时尚，但是孩子长期贪吃会对身体产生不良影响。

一是有可能引起泌尿系统结石。酸菜在腌制过程中酸度较高，所含的草酸进入胃肠后，会与其中的钙质发生反应，在肾脏排泄时会产生不易溶解和吸收的草酸钙而形成结石。

二是会使人体缺氧中毒而引发相关疾病。蔬菜在腌制过程中，由于腌制食物常被微生物污染，使其还原成亚硝酸盐。食用含亚硝酸盐过多的酸菜，会使血液中血红蛋白变成失去带氧功能的高铁血红蛋白，造成人体缺氧中毒。

三是会诱发癌症。蔬菜在腌制过程中会产生致癌的亚硝酸化合物和它的前体物质。而霉变的酸菜，其致癌更为明显。医学工作者调查发现，食管癌的发病率居高不下的一个主要致病诱因便是长期大量进食酸菜，发病率与食用酸菜的量和持续的时间成正比。

育儿小贴士

吃完酸菜后，吃些猕猴桃就可以减少危害。科学发现，多吃富含维生素C的食物，可以阻断强致癌物亚硝胺的合成，减少胃癌和食道癌的发生。而一个猕猴桃基本可以满足人体一天所需的维生素C。

不给孩子乱吃保健品

保健品虽然对我们的身体有一定的保健作用,但它却不是可以依赖的东西,一旦你离不开它,它便成了戒不掉的"毒品",危害我们的健康。

保健品只是对身体健康起到一个辅助的作用,却无法代替饮食提供的各种营养。并且单一地补充一种营养元素,很容易引起身体内营养失衡,或者某种营养元素在身体内含量过高,引发中毒现象。

(1)蛋白质吃多了伤肝肾。儿童如果过量食用高蛋白食物,不仅会增加肝脏负担,而且容易引起胃消化不良。长期下去,还会影响肝、肾功能,造成身体瘦弱和免疫力下降。过量服用蛋白质还会增加患癌危险,还有可能引发心脏病。

(2)维生素 A 吃多了会引发骨病。过量服用维生素 A,会影响幼儿骨骼发育,使软骨细胞造成不可逆转的破坏,一生的骨骼健康都受到影响。

(3)维生素 AD(鱼肝油)吃多了容易引起中毒。如过多服用会出现头发干枯、眼球突出、烦躁不安、发热等毒副作用。

(4)维生素 C 吃多了会引发多种疾病。大量吃维生素 C 往往会出现浑身无力、血小板增多、消化不良的症状,还会得皮疹、荨麻疹、水肿等疾病。长期过量服用,还会患骨病。

(5)钙多了会引发心脏病。过量地服用钙,会导致血液中钙含量增高,心脏的负担增加,严重时会引发心脏疾病。

由此可见,保健品绝对不是能够依赖的东西。我们以后在给孩子吃保健品的时候,要对它的功效有所保留,不要认为这些药品可以防治疾病,真正能守护我们身体的就只有我们自己,只有良好、规律的饮食习惯和作息习惯,才是保卫健康的最佳"药品"。

强迫孩子吃饭未必是好事

　　不知从什么时候起，孩子不爱吃饭成了很多父母的烦恼。为此有的家长软磨硬泡，变着方法劝或骗其吃饭，甚至冲着孩子发脾气，但孩子还是不愿意多吃一口。其实强制饮食对于孩子的机体和个性来说，是一种最可怕的压制，是孩子身心健康的大敌，有时孩子不想吃东西，那就是他当时并不需要吃。

　　那么为什么孩子会不想吃东西呢？父母就要自己观察分析了，这里我们归纳了几点孩子不愿意吃饭的原因：

　　（1）因疾病引起。有些孩子患病，如肠胃不适、上呼吸道感染、发烧等都会引起孩子食欲不振、胃口不佳，不想吃饭。

　　（2）因吃零食过多引起。有些孩子在家零食不断，糖果、糕饼、杂食、冷饮、水果等食物过多食用，到吃饭的时候就影响了胃口，不想吃饭。

　　（3）因活动量不当引起。活动量过大或过小都会影响孩子的食欲和进食量。有的孩子个性文静，生活中好静不好动，活动量过小，活动内容单调，从而影响他的消化吸收功能；而有的孩子个性好动，活动量过大，活动时间过长，过度疲劳或饮水过多，以致影响食欲和进食量。

　　（4）因营养不良引起。有的孩子因营养不良，身高体重均未达标，体质虚弱。这些孩子肠蠕动速度减慢，胃内排空时间延长，平时无饥饿感，这也会影响食欲和进食量。

　　（5）与生活日程的安排有关。在孩子一日生活日程中，早睡早起，活动时动静交替，活动量适当，能引起幼儿良好的食欲；反之，晚上睡得晚，早上醒得迟，每餐的间隔时间过长或过短，都会影响孩子的消化和吸收。

（6）因家庭教育问题引起。由于有的家长过分溺爱孩子,造成孩子任性、倔强,这些孩子常常会把不吃饭作为威胁父母的手段,父母迁就孩子,就会形成孩子吃饭时哭闹,不好好吃饭的现象,家长在吃饭时打骂孩子,也会影响孩子的进食量。还有的家长不注意以身作则,吃饭时大声谈笑,或者边吃边看电视,孩子也会模仿,以至于造成吃饭不专心或者不肯吃饭的情况。

（7）饭菜重复单调引起。有的孩子看到每餐饭菜品种重复单调,烹调的色、香、味不够或太油腻,也会引不起食欲。

总而言之,除了孩子生病以外,所谓不爱吃饭多是由于饮食安排不当,烹调不合孩子口味,饮食习惯不好造成的。所以,父母要根据不同的现象,找出原因,再针对不同情况,采取不同措施来提高孩子的食欲。除安排好饮食,烹调色、香、味均佳的菜肴外,还要让孩子在进食时有一个活泼愉快的情绪,不要迁就孩子挑食偏食的坏习惯,也不要强迫或哄骗孩子进食。只要父母遵循孩子身心发展的特点,耐心教育引导,用正确的方法培养孩子进食,就能培养孩子良好的饮食习惯,孩子也就能顺顺利利地吃好每一顿饭。

育儿小贴士

在正常情况下,孩子都知道饥饱。当孩子不愿吃时,少吃一顿并无多大妨碍,反而可借此让已疲劳的消化腺有一个休整机会,对儿童消化功能的恢复也有益。

多数孩子饿了自然会产生食欲,自然会吃,因此在孩子不饿的时候,父母不要强填硬塞。父母应多尊重孩子的意愿,食量由他们自己定,不要强迫孩子进食,否则容易造成孩子的消化不良。

父母要纠正担心孩子食量不足而引起营养不良的心理状态。有些父母因担心孩子营养不良,就强迫孩子多吃,并严厉训斥,这对孩子的机体发育和个性发展都是一种可怕的压制,使孩子认为进食是极不愉快的事,时间长了,容易造成顽固性厌食。

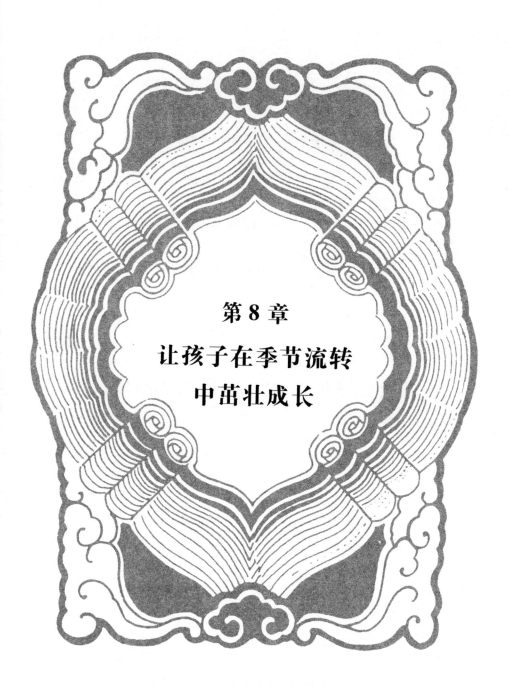

第 8 章

让孩子在季节流转
中茁壮成长

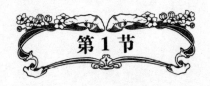

第 1 节

春季养"生"，让孩子的身体与万物一起复苏

春天让孩子的阳气轰轰烈烈地生发

俗话说"一年之计在于春"。春季天气转暖，自然界的阳气开始生发，同时，人体内的阳气也开始生发，因此，父母在春天时应该注意给孩子保护阳气。

在精神上，暴怒和忧郁都会伤身，因此要保持心胸开阔、乐观向上、心境恬静的好心态。在饮食上，最好多吃些扶助阳气的食物，比如面粉、红枣、花生等辛温类食物，新鲜蔬菜如春笋、菠菜等可以补充维生素。酸性食物要少吃，油腻、生冷、黏硬食物最好不吃。体质过敏，易患花粉过敏、荨麻疹、皮肤病者，应禁食如羊肉、蟹之类易过敏的食品。那么用什么来补阳气呢？韭菜其实就是这个季节最好的选择。

《本草纲目》中记载，韭菜辛、温、无毒，有健胃、温暖作用。常常用于补肾阳虚，精关不固等。经常食用韭菜粥可助阳缓下、补中通络，适合背寒气虚、腰膝酸冷者食用。用韭菜熬粥，既暖脾胃，又可助阳。下面介绍一下韭菜粥的做法：

韭菜粥

材料：新鲜韭菜、小米。

制法：先煮熟小米粥，然后将适量韭菜切碎投入，稍煮片刻便可食用。

除了食补养阳以外，春季要保持阳气生发，就要注意时刻保暖。我们常说"春捂秋冻"，但具体怎么捂呢？

首先要把握时机。医疗气象学家发现，许多疾病的发病高峰与冷空气南下和降温持续的时间密切相关。比如感冒、消化不良，在冷空气到来之前便捷足先登。因此，捂的最佳时机，应该在气象台预报的冷空气到来之前24～48小时。

注意这样一个温度临界点——15℃。据研究表明，对多数体弱多病而需要春捂者来说，15℃可以视为捂与不捂的临界温度。也就是说，当气温持续在15℃以上且相对稳定时，春捂就可结束了。

另外需要小心温差，当日夜温差大于8℃时，春捂就是必不可少的。春天的气温，前一天还是春风和煦，春暖花开，刹那间则可能寒流涌动，让你回味冬日的肃杀。面对"孩儿脸"似的春天，你得随天气变化给孩子加减衣服。

初春孩子免疫力有所下降，应多吃杀菌食物

初春，正是天气乍暖还寒的时候，气候干燥多变，孩子的免疫力会有所下降，很容易患上流感、麻疹、猩红热、肺炎等疾病。所以，此时，父母应该想办法帮助孩子提高免疫力。

春季多吃杀菌食物可提高人体免疫力，同时还能祛阴散寒。葱、姜、蒜、韭菜等温性食物具有很好的杀菌功效，葱内所含的葱辣素、大蒜中的大蒜素均有很好的杀菌作用，能杀灭多种病菌；韭菜含有丰富的蛋白质、维生素 A、钙、磷等。初春多食用这些食物对提高人体免疫力有很好的作用。

此外，孩子多吃富含维生素 C 的食物也能提高自身免疫力，它们不但有助于维持呼吸道黏膜的完整性，构成抵御呼吸道感染的屏障，而且对冬春时节因多风和气候干燥引发的鼻子出血等症状也有一定的预防作用。富含维生素 C 的温性食物有白萝卜、青椒、卷心菜等，孩子可多吃一点。

育儿小贴士

春季容易上火，平时可多让孩子食用些泻火的食物，如山竹、西瓜、银耳、菊花、金银花、绿豆、冬瓜、蟹、苦瓜等。

春季孩子脾弱，食韭菜可增其脾胃之气

春季人体肝气易偏旺，会影响脾胃的消化功能，此时需要保养阳气。韭菜性温，乃入肝经之菜，春季最宜食用，孩子常食可增益其脾胃之气。

韭菜中含有极丰富的蛋白质、脂肪、糖类、维生素 C、胡萝卜素、钙、磷、铁以及硫化物等，不仅味美，而且还是治病的一味良药。

据《本草纲目》记载，韭菜有补肝肾、暖腰膝、壮阳匮精之效。韭菜性温味甘，微酸、涩，有除胃热、安五脏、活血壮阳的功效。韭菜中的蒜素与硫化物具有杀菌作用，可治肠炎、痢疾等疾；维生素 C 有防治牙龈出血、坏血病之效；钙、磷、铁等矿物质有利于造血补血；纤维素可促进肠胃蠕动，帮助消化，有防治便秘的作用。韭菜中含有挥发性精油、硫化物、粗纤维等，有降低血脂、扩张血管的作用，可预防高脂血症、冠心病等。

韭菜味道辛香浓郁，可炒食、做馅、做汤、做调料或腌渍，无论是制作荤菜还是素菜，都十分提味。初春时节的韭菜品质最好，晚秋次之，夏季的最差，故有"春食则香，夏食则臭"的说法。

春季孩子适当食用野菜可补虚健脾

跟随着春的脚步，人们喜爱的野菜，如荠菜、苦菜、蒲公英、槐花、榆钱儿、香椿芽等也悄悄地长出来了，可让孩子适当吃些野菜，因为野菜入肴，不仅新鲜味美，而且营养丰富，有很好的食疗功效。

1. 荠菜

民间有"到了三月二，荠菜可以当灵丹"之说。荠菜又名清明菜、护生菜，含丰富的蛋白质、脂肪、糖、钾、钠、钙、磷、铁、锰、胡萝卜素及多种维生素，叫绿素和纤维素的含量也很丰富，荠菜含有十多种氨基酸，具有很高的营养价值。

中医学认为，荠菜味甘性温，无毒，能利肝和中，补虚健脾，益五脏，有清热解毒、止血明目的作用，故对有内热者甚宜。现代医学也证实荠菜具有止血、降低血压的作用，可治疗乳糜尿、肾炎水肿、胃炎、肠炎，也可治疗目赤肿痛、结膜炎、夜盲症等眼科疾病。

2. 苋菜

苋菜又名刺苋菜，含有丰富的铁、钙、胡萝卜素和维生素C，对青少年的生长发育和成人的身体健康都有帮助。苋菜中没有草酸，其钙质很容易被人体吸收，而丰富的铁可以合成细胞中的血红蛋白，有造血和携带氧气的作用，被誉为"补血菜"。苋菜中含有多种氨基酸，尤其是赖氨酸，是人体所必需的，常吃苋菜对人体的健康十分有益。

中医学认为，苋菜性凉味甘，具有清热明目、通利二便、收敛消肿、解毒治痢、止血等功效，可治疗尿血、内痔出血、扁桃体炎、急性肠炎等症。但因其性寒凉，故脾虚便溏的孩子不宜食用。

3. 苦菜

苦菜又名苦苣，含有丰富的胡萝卜素、维生素 C，以及钾、钙等物质，对预防和治疗贫血病，维持孩子正常的生理活动，促进孩子生长发育和消暑保健有较好的作用。

中医学认为，苦菜性寒味苦，具有清热解毒、凉血的功效，可治疗急性细菌性痢疾、急性咽炎、阑尾炎等。但苦菜性寒，故脾胃虚寒的孩子不宜食用。

4. 马齿苋

马齿苋又名马齿菜、马苋菜、长命菜等。其味酸，性寒，具有清热解毒、利水去湿、散血消肿、杀虫杀菌、消炎止痛、止血凉血的功效，可以治疗痢疾、肠炎、肾炎、便血等病症。

育儿小贴士

父母在选择野菜的时候一定要小心谨慎。一般来说，公园、绿地、人行道旁的野菜不宜食用，因为为了更好的绿化管理，园林部门都会在街头绿地喷洒农药或者除草剂，野菜上自然会残留一些有害物质。除此之外，由于野菜长在马路两旁，不可避免要遭受到生活垃圾和汽车尾气的双重污染，一旦食用这样的野菜，很容易中毒或致病。

千金难买春来泄，泻去寒湿周身暖

民间有句老话，叫"千金难买春来泄"，这句话通俗地解释了一个重要的中医理论：春雷一响，春雨普降，虽然没有长夏的湿气重，但人体在经过了干燥的冬季后，比较容易积聚水分，加上春天寒气还比较重，寒湿容易郁结在体内。同时冬天吃了不少丰脂食物，也在体内积存。这些东西淤滞在人的体内，就会给身体带来负担，只有把这些湿气和毒素都泻去了，人的身体才能重新温暖起来。那么，我们的父母怎样才能让孩子身体内的湿气和毒素都泻出来，重新恢复温暖呢？

事实上，帮助孩子祛湿排毒的办法有很多。首先你得给孩子多喝水。很多父母就会觉得奇怪了，不是要把体内的湿气给排出去吗，怎么还能喝水呢？实际上水是最好的排毒载体。不要以为春天潮湿，就不需要补充水分。身体里没有了水分的话，连厕所都不用去了，还怎么排毒？喝水是最简单有效的排毒办法。但是不要喝凉水，以温开水为宜。

至于说要帮助孩子温暖身体，那就不能少了生姜。《本草纲目》说姜能够治"脾胃聚痰，发为寒热"，对"大便不通、寒热痰咳"都有疗效。吃过生姜后，孩子会有身体发热的感觉，这是因为它能使血管扩张，血液循环加快，促使身上的毛孔张开，这样不但能把多余的热带走，同时还能把体内的病菌寒气一同带出。所以，当孩子吃了寒凉之物，受了雨淋，或在空调房间里待久后，让其吃生姜就能及时排除寒气，消除因机体寒重造成的各种不适。

此外，红茶具有高效加温、强力杀菌的作用，生姜和红茶相结合，就成了驱寒祛湿的姜红茶。此外，冲泡时还可加点红糖和蜂蜜。但如果你的孩子患有痔疮或其他忌辛辣的病症，可不放或少放姜，只喝放了红糖和蜂蜜的红茶，效果也不错。

姜红茶

材料：生姜适量，红茶一茶匙，红糖或蜂蜜适量。

制法：将生姜磨成泥，放入预热好的茶杯里，然后把红茶注入茶杯中，再加入红糖或蜂蜜即可。生姜、红糖、蜂蜜的量可根据个人口味的不同适当加入。

春季帮孩子养眼的小秘方——赏鸟、远眺、视绿、放风筝

春天，万物复苏，大地覆绿，又到了带孩子出游的好时节。春游有帮助孩子防治近视的功效，观鸟赏鸟、登高远望、踏青视绿和放风筝的活动都对孩子的视力有益。

（1）赏鸟消除视疲劳。观鸟赏鸟能在寻觅、追踪飞鸟的过程中，迅速调节孩子视野，变换焦距，对消除视疲劳大有好处。当然不要让孩子用望远镜，否则就没有了这一效果。

（2）登高远望可防眼肌僵化。只有远近视野不断地交互变换，才能保持眼内调节肌肉的灵活伸缩而不僵化。孩子在日常生活中，学习、读书都是近视野，到大自然去远望，是防止眼肌僵化的好方法。

（3）踏青视绿恢复视力。白光、红光对眼睛都有较强刺激，室内灯光，特别是电脑、游戏机、电视荧屏对视网膜均有损害。唯独原野、森林、草地的自然绿色最适于人的视觉，所以，春游时带孩子到大自然中去踏青视绿，对其视力的恢复大有好处。

（4）放风筝放松睫状肌。放风筝除了引线高翔、舒展身心之外，对预防近视有特殊功效。专家指出，近距离、长时间用眼引起眼睛睫状肌紧张，是造成近视的主因，放风筝正好可以让眼睛专注凝视远方，是很好的眼球调节运动。人体的眼球运动常是往下看近、往上看远，放风筝可吸引孩子专注盯着远方高空的风筝看，这种向上看远处某一定点的游戏特性，正可促使睫状肌放松、休息。

春季孩子唇部容易干燥、起皮，
吃对食物才能护好唇

春季风沙大，空气干燥，最容易使皮肤含水量降低，出现干燥紧缩、局部脱皮或生出皱纹等现象，尤其是嘴唇，更容易干裂、起皮。以下几种食疗方法，会还你一个滋润、健康的美唇宝贝。

1. 银耳汤

材料：水发银耳30克，冰糖适量。

制法：取水发银耳30克洗净，入沙锅中加水炖熟，加适量冰糖调服。每日两次。

2. 桑葚膏

材料：鲜桑葚适量，蜂蜜适量。

制法：将鲜桑葚微研至碎，绞汁，文火熬至原量一半时，适当加蜂蜜，将其熬为膏状，装入瓶中。将其涂在孩子的嘴唇上，每日两次。此外，也可适当让孩子饮服，用开水送下。

3. 山药炖鹅肉

材料：白鹅肉250克，山药50克，瘦猪肉200克。

制法：将上述材料洗净切块，按常法煮熟，调味，再给孩子食用。

4. 蜜酿白梨

材料：大白梨1个，蜂蜜50克。

制法：取大白梨 1 个去核，放入蜂蜜 50 克顿服，每日 2 次。连服数日。

除了用食疗方帮孩子护唇以外，父母还要留意以下几点：

1. 别任由孩子舔嘴唇。口水停留往嘴唇，只能起到短暂的滋润效果，当唇上的水分被蒸发时，唇内的水分也同样蒸发，会导致越舔唇越干。

2. 别任由孩子用手撕脱皮，这样有可能将唇部撕伤，可先用热毛巾敷 3~5 分钟，或用性质温和的润肚霜涂在唇上，然后轻轻按摩让它脱去。

3. 在孩子出门或睡觉前，可为其准备含有维生素 C、维生素 D 和维生素 E 等具有良好保湿修复功能的润唇膏。

春季菠菜多，孩子食后能增强抗病能力

春季里，正是菠菜大量上市的时候，这个时候孩子应多吃菠菜。因为菠菜的营养成分高，含有大量的蛋白质、丰富的维生素，以及碳水化合物、脂肪、粗纤维和多种矿物质。中医学认为，菠菜味甘性凉，入肠、胃经，适当使用对身体有如下益处：

（1）通肠导便、防治痔疮。菠菜含有大量的植物粗纤维，具有促进肠道蠕动的作用，利于排便，且能促进胰腺分泌，帮助消化。对于痔疮、慢性胰腺炎、便秘、肛裂等病症有治疗作用。

（2）促进生长发育、增强抗病能力。菠菜中所含的胡萝卜素，在人体内转变成维生素 A，能维护正常视力和上皮细胞的健康，增加预防传染病的能力，促进儿童生长发育。

（3）保障营养、增进健康。菠菜中含有丰富的胡萝卜素、维生素 C、钙、磷及一定量的铁、维生素 E 等有益成分，能供给人体多种营养物质。其所含铁质，对缺铁性贫血有较好的辅助治疗作用。

（4）促进人体新陈代谢。菠菜中所含微量元素物质，能促进人体新陈代谢，增进身体健康。大量食用菠菜，可降低中风的危险。

春季让孩子食笋，营养又保健

立春以后，春笋纷纷破土而出，苗壮成长，此时为吃春笋的最佳时节，春笋肉质鲜嫩，清香醇正，营养丰富，在宴席上常作为山珍佳肴配肉类烹炒，在我国民间有"素食第一品"的美誉。

春笋营养丰富，含有充足的水分、丰富的植物蛋白、脂肪、糖类和大量的胡萝卜素，B族维生素、维生素C、维生素E，以及钙、磷、铁等人体必需的营养成分，具有较高的营养价值，除此之外，春笋也有很高的医用价值。

我国历代中医常用春笋来治病保健。中医认为，春笋味甘性寒，有利九窍、通血脉、化痰涎、消食胀之功效，将春笋和粳米熬粥，或将鲜春笋煮熟切片，以麻油、盐、姜、醋拌食，对热痰喘咳有良好的辅助治疗作用，并可助小儿麻疹早透，还可治便结难通，此外，竹笋还有减肥功效。因为竹笋具有吸附脂肪、促进消化和排泄的功能，单纯性肥胖的孩子常食竹笋会大有裨益。

育儿小贴士

春笋中难溶性草酸钙含量偏多，尿道、肾、胆结石患者不宜多食；春笋性寒，脾虚肠滑者、年老体弱者、消化不良者及婴幼儿不宜食用。

春季椿芽正多时，巧食味美又强身

椿芽又称香椿、香椿头等。椿芽颜色碧绿，香味浓郁，鲜嫩清脆，是春季深受人们喜爱的佳蔬。椿芽营养极为丰富，富含维生素C、优质蛋白质和磷、铁等矿物质。

椿芽的吃法有多种，最常见的有椿芽煎鸡蛋、炒肉片、椿芽拌豆腐、椿芽蒜汁等，不管做成什么，味道都非常鲜美，独具风味。

除此之外，椿芽还有很高的药用价值。其味甘性寒，有清热解毒、健胃理气、杀虫、固精之功效。另据现代医学研究证明，用鲜椿芽捣取汁液抹面，可治疗面疾，滋润肌肤，具有较好的美容养颜作用。用椿芽制成的椿芽煎剂对金黄色葡萄球菌、肺炎球菌、绿脓杆菌等都有较明显的抑制和杀灭作用。

值得注意的是，椿芽以谷雨前食用为佳，应吃早、吃鲜、吃嫩；谷雨后，其纤维老化，口感乏味，营养价值也大大降低。民谚有"雨前椿芽嫩如丝，雨后椿芽如木质"的说法。另外，椿芽为发物，多食容易诱使痼疾复发，所以，患有慢性疾病的孩子应少食或不食。

育儿小贴士

椿芽虽味美有营养，但每千克香椿中含有30毫克以上亚硝酸盐，亚硝酸盐对人体有毒害作用。如果在吃之前用开水烫一下，可降低其亚硝酸盐含量，用开水烫后，每千克香椿中亚硝酸盐含量仅为4.4毫克，可放心食用。

春日宜省酸增甘，蜂蜜是孩子最理想的饮品

中医认为"春日宜省酸增甘，以养脾气"，所以春季适宜吃些甜食。孩子当然也不例外。而蜂蜜是甜食中的极品，是春日里父母为孩子准备的最佳滋补品。蜂蜜是蜜蜂将采集的植物花蜜或分泌物经过充分酿造而贮存在蜂巢内的甜性物质。它是一种甜而有黏性的透明或半透明的液体。

《本草纲目》说，蜂蜜入药之功有五：清热、补中、解毒、润燥、止痛。蜂蜜味甘，性平和，质地滋润，可润燥滑肠。生用性凉，清热润肺；熟用补中，缓急止痛，甘以解毒，调和百药。

蜂蜜中含有葡萄糖、果糖和蔗糖，还有多种人体必需的氨基酸、蛋白质、酶类、脂肪、苹果酸、维生素、铁、钙、镁等多种成分。小儿食用能促进生长发育。

另外，蜂蜜还有清肺解毒的功能，春季父母如果每天能给孩子服用1~2匙蜂蜜，对其身体有很好的滋补作用，还能增强其免疫力。

育儿小贴士

蜂蜜有很广泛的药用价值，对肝炎、肝硬化、肺结核、失眠、神经衰弱、便秘、胃及十二指肠溃疡等都有很好的辅助治疗作用。但不宜多食，否则会令人脘腹胀满。胸腹不适、食欲不振、腹泻者不宜食用。

多吃水果可以让孩子远离春季病

在春天多吃些水果，孩子可以吸收一些营养素，能够有效增强抵抗力，从而远离春季病。

有心脏病史的孩子应该多吃葡萄柚。葡萄柚是医学界公认的最具食疗功效的水果，其瓣膜所含天然果胶能降低体内胆固醇，预防多种心血管疾病。

肺部不太健康的孩子可以适当吃些葡萄。葡萄中所含有效成分能提高细胞新陈代谢率，帮助肺部细胞排毒。另外，葡萄还具有祛痰作用，并能缓解因吸烟引起的呼吸道发炎、痒痛等不适症状。

孩子肌肉拉伤后要多吃菠萝。因为肌肉拉伤后，组织发炎、血液循环不畅，受伤部位红肿热痛，而菠萝所含的菠萝蛋白酶成分具有消炎作用，可促进组织修复，还能加快新陈代谢、改善血液循环、快速消肿，是此时身体最需要的水果。

樱桃可缓解供氧不足。孩子容易疲劳，在多数情况下与血液中铁含量减少，供氧不足及血液循环不畅有关。吃樱桃能补充铁质，其中含量丰富的维生素 C 还能促进身体吸收铁质，防止铁质流失，并改善血液循环，帮助抵抗疲劳。

多吃柳橙，可帮孩子摆脱脚气困扰。体内缺乏维生素 B_1 的人容易受脚气困扰。这种情况下最适合选择柳橙，它富含维生素 B_1，可帮助葡萄糖新陈代谢，能有效预防和治疗脚气病。

春季要防止孩子过敏

天气好转，春暖花开，带孩子逛逛公园、游游动物园本来是件好事，可是有的孩子游玩后会出现皮肤干痒、鼻子痒、打喷嚏和流眼泪等症状，严重的甚至出现呼吸困难。其实这些症状都是由过敏引起的。春天到处都是鲜花盛开的景象，这时也是花粉传播的盛季，这个季节的许多过敏性疾病都是因为花粉混杂在空气中，从鼻子进入体内后导致的"春季过敏症"。由于孩子体质比较弱，所以很容易被传染上。

过敏就是人体的免疫系统对外来物质发生过度敏感，是一种变态反应性疾病。发生过敏有两个因素：一个是孩子本身就是过敏体质；还有一个因素就是接触了过敏原。目前来说，过敏原多得数不胜数，生活中任何一件东西都可能会引发孩子过敏。但每个人的体质不同，也不是所有的过敏原都会引起孩子过敏。想要确定孩子对哪种物质过敏，只要去医院检查一下就可以知道。

为了防止孩子在春季里过敏，父母要做到以下几点：

1. 远离过敏原

对于容易过敏的孩子，一定要让他远离过敏原。家长可以做个有心人，注意观察孩子发病时周围的环境和孩子的饮食，尽量避免让孩子再次过敏。比如孩子对花粉过敏，就不要带孩子去花草树木茂盛的地方，也不要让孩子去闻花香。

2. 补充营养

容易过敏的孩子更要注意补充营养。许多家长会有错误的想法，认为会过敏的小孩这个也不能吃，那个也不能吃，常常严格限制孩子的饮食，从而造成营养摄入的不均衡。事实上，均衡的营养仍是相当重要的。在饮食的照料方面，对于过敏疾病高风险的孩子，应注意下列事项：

（1）若家族有明显过敏倾向，母亲在怀孕期间就应注意，减少易导致过敏食物的摄入。

（2）对于过敏疾病有高风险的孩子，添加辅食可以适当延后，而且尽量不要吃易导致过敏的食物。

（3）已经出现过敏症状的孩子，则应避免高油、高热量或者冰冷的食物。

（4）食物中的五大营养素即脂肪、蛋白质、维生素、矿物质、糖类（碳水化合物）应均衡摄取。不能吃有壳的海鲜，但并不是所有的海鲜都不能吃，一些深海鱼类，如鳕鱼、鲑鱼等具有预防过敏疾病的功效，可适量吃一些。

3. 加强身体锻炼

加强身体锻炼，以提高孩子的免疫力。父母应该常带孩子去户外活动，增强体育锻炼，只有这样才能很好地提高孩子的免疫力。孩子体质好了，就不容易发生过敏症状。

4. 保持卫生

保持家里的环境卫生，让孩子在一个卫生的环境中成长。家里的床底下、柜子底下都有可能成为灰尘和病菌的聚集地，所以父母要常对这些地方进行清扫。如果孩子对毛绒过敏，那么就不要使用绒毛毛毯，也不要让孩子接触动物和毛绒玩具。定期用热水清洗床上用品，可以杀掉隐藏在其中的病菌。

5. 心情放松

通过自身的榜样作用适当地给孩子放松心情。孩子过敏本来是一件很难受的事，如果家长再表现出非常紧张非常担心的样子，就会加深孩子的恐惧，甚至使病情加重。因此父母应该放松心情，不要给孩子增加压力。可以和孩子玩一些游戏，做一些孩子感兴趣的事情，给他玩喜欢的玩具，把孩子的注意力从疾病上转开，让孩子以一种轻松的心情面对疾病。

父母们要随时注意孩子的健康，如果发现孩子有连续咳嗽、打喷嚏、鼻塞等症状，就要考虑是否有过敏的可能性。因此，这时不要随意给孩子服药，应尽快到医院确诊。

育儿小贴士

要想让孩子远离过敏原，父母首先要知道哪些是过敏原，以下是比较常见的几种过敏原：

1. 吸入性过敏原：如花粉、尘螨、灰尘、真菌、动物皮毛、羽毛、寒冷的空气等。

2. 食物性过敏原：如牛奶、鸡蛋、花生、海鲜、核果类等。

3. 接触物：如化妆品、油漆、酒精等。

七种"解药"，解除孩子春困的烦恼

俗话说，春困秋乏夏打盹。睡意绵绵的状态影响了孩子的正常学习与生活，那么父母采取何种相应措施，才能解除孩子的春困烦恼呢？以下几种"解药"可消春困之烦恼：

（1）视觉刺激减春困。尽量使孩子学习和生活的地方明亮清爽，还可增添些艳丽和富有生机的饰物，以刺激视觉神经。休闲时去郊游踏青，生气勃勃的大自然会通过孩子的视觉加快机体调节，以适应春季气温上升的气候。

（2）运动刺激除春困。春日环境优美，一派生机。此时应带孩子多去室外活动，进行一些适合孩子身体和年龄的体育锻炼，可有效解除春困。

（3）听觉刺激缓春困。孩子在独自一人时最易困倦，因此春天要让孩子多交际，可让其与朋友一起谈天说地，会有很好的解困效果。经常听些曲调优美明快，有刺激振奋人心作用的音乐或歌曲，或多听一些相声、笑话，都会使人听觉兴奋而缓解困意。

（4）嗅觉刺激压春困。春困时可以通过使用风油精、清凉油、香水、花露水闻其气味而刺激神经减轻困意，最好能种养些有芳香味又可提神的时令花草，并在孩子学习间隙增加点劳作也可压制春困倦意。合适时还可在室内使用空气清新剂或负离子发生器，它们都有助于提神醒脑。

（5）味觉刺激去春困。春天适时多吃一些酸、甜、苦、辣的食物或调味品，日常给孩子多吃一些蔬菜、水果及豆制品，能刺激人体神经，增加食欲，并及时补充其新陈代谢趋旺所需的能量。另外，春茶味正香，适当给孩子喝些清淡的香茶也能减轻春困，还可帮助消化，增加微量营养物质，促进身体健康。

（6）温度刺激排春困。春暖乍寒，可适时洗冷水浴，提高孩子的神经系统的兴奋性，增强物质代谢和各器官系统的活动，特别是它可通过刺激全身皮肤血管的急剧收缩使血液循环加快，增加体温调节机能，并减少患感冒和其他并发症的几率。

（7）补阳刺激解春困。春季人体阳气升发，气血趋向体表，形成阳盛于外而虚于内的生理特征。此时可摄食适当的养阳之品如羊肉、狗肉、雀肉、黑枣等，使阳虚体质得以纠正，恢复人体阴阳的动态平衡，与自然界四时阴阳协调，孩子精力充沛便不会再春困。

春天让孩子"泡森林浴"可祛病抗邪

森林中树木散发出来的芳香空气具有杀菌作用。春天带孩子"泡泡森林浴",能培养孩子身体的正气,达到祛病抗邪的目的。那么,怎样"泡森林浴"呢?

(1)散步:当我们在森林中步行时,各个关节会自动替自己"加油",使各机能发挥它的功能,对身体的四肢及五脏六腑等都会自动协调,有韵律地活动着,尤其可以促进细胞的新陈代谢作用。

(2)做体操:在森林中行走、做体操,可以舒展筋骨和肌肉,促进孩子的骨骼发育。

(3)推拉运动:用手抓住树木的某个部位,全身随手臂的屈伸做来回运动,可用于治疗腰痛,还能使头、肩、背部得到舒展,消除疲劳。

(4)腹式呼吸:深吸一口气,在15~20秒内将气缓慢全部呼出,用鼻呼吸10~20秒,暂停呼吸5秒钟左右。将上述三个动作连续做10~15次,可以调和五脏六腑。

(5)仰天长啸:在森林中放开喉咙,昂首挺胸,仰望天空,尽情地有节律地发出吼声或呼叫声,每间隔半分钟至一分钟吼叫一声,连续10~20声为一次,每日一次,顿时就会精神振作、轻松愉快、心平气和、胃口大开。

(6)日光浴:森林中由于枯叶的作用,阳光疏密适中,人体能适当地受到紫外线照射且不会灼伤皮肤,从而增强人的体质。

(7)闭目养神:在森林中闭目养神,忘掉周围一切,在幽静的环境中,使大脑极度放松,可调节人的自律神经系统,对治疗神经衰弱、失眠症等,极为有效。

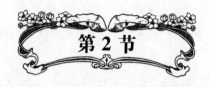

第2节

夏季养"长"，使孩子浑身
阳气宣泄通畅

清淡是炎夏孩子养生的第一法宝

夏天烈日炎炎，拿什么来帮助孩子对抗炎热呢？下面将介绍几种清淡养生法：

（1）头脑宜清净。盛夏高温闷热，易令人感到困倦、烦躁和不安，因此使头脑清静，神气平和是养生之首要。古医经《养生篇》中记载，夏日宜"静养勿躁"，节嗜欲、定心气，切忌脾气火暴、一蹦三跳，情绪激越而伤神害脏腑。

（2）饮食宜清淡。炎夏暑热，少食高脂厚味、辛辣上火之物，饮食清淡可起到清热、祛暑、敛汗、补液等作用，还有助于增进食欲。新鲜蔬菜瓜果，如西红柿、黄瓜、苦瓜、冬瓜、丝瓜、西瓜之类清淡宜人，既能保证营养，又可预防中暑；菊花清茶、酸梅汤和绿豆汁、莲子粥、荷叶粥、皮蛋粥等亦可清暑热，生津开胃。

（3）居室宜清凉。早晚室内气温低，应将门窗打开，通风换气。中午室外气温高于室内，宜将门窗紧闭，拉好窗帘。阴凉的环境，会使人心静神安。

夏季不忘给孩子补充水和维生素

夏季天气炎热，父母应注意帮助孩子补充水分和维生素，这样才能使孩子的胃口更好，身体更健康。下面介绍夏季补水和维生素的具体方法：

（1）补水要在饭前。在饭前1小时喝1杯水，除了可以解除肠胃脱水的现象，还能促进肠胃蠕动以及胃的排空，增进食欲。

（2）补充维生素 B_1。夏天因为流汗多，容易把 B 族维生素冲出体外，导致食欲不振，而 B 族维生素中的维生素 B_1 是将食物中的碳水化合物转换成葡萄糖的"媒人"。葡萄糖提供脑部与神经系统运作所需的能量，少了它，虽然可照常吃饭，体内的能量却不足，就会表现出无精打采的现象。维生素 B_1 最丰富的来源是所有谷类，如小麦胚芽、黄豆、糙米等，肉类以猪肉含量最丰富。

（3）补充维生素 B_2。维生素 B_2 负责转化热能，帮助身体将蛋白质、碳水化合物、脂肪释放出能量。在活动量大的夏天更需维生素 B_2 的补充。美国康乃尔大学一项研究发现，人体对 B 族维生素中 B_2 的需求量是随着活动量而增加的，维生素 B_2 的最佳食物来源是牛奶、乳酪等乳制品以及绿色蔬菜如花椰菜、菠菜等。

（4）补充维生素 B_3。维生素 B_3 和维生素 B_1、维生素 B_2 一起负责碳水化合物新陈代谢并提供能量，缺乏维生素 B_3 会引起焦虑、不安、易怒，所以夏天常常觉得烦躁。富含维生素 B_3 的食物有青花鱼、鸡肉、牛奶等。

（5）补充维生素 C。暑热也会给人一种压力，而维生素 C 具有抗压的作用，在夏天自制苦瓜汁、芹菜汁、凤梨汁等各种果汁，既可补充水分，也可以补充丰富的维生素 C。

夏日给孩子准备点凉茶

夏季来临，天气越来越热，一层层热浪扑面而来，在持续的高温酷暑下，孩子很难适应，大量流汗后，他们容易出现口干舌燥、胃口差、小便短赤、大便不畅、痘痘增多等症状，持续的高温还会导致人们火气上升，出现心烦、焦虑、失眠等症状。

此时，多喝凉茶可起到清热解毒、去湿生津、清火明目等消暑降火的作用。所谓凉茶，是指将药性寒凉和能消解内热的中草药煎水作饮料喝，以消除夏季人体内的暑气。夏季喝凉茶，是有效减少夏季暑热给孩子带来各种疾病的保健措施。下面介绍的几款凉茶中，总有一款适合你的孩子。

（1）西瓜皮凉茶：可将外皮绿色的那一层利用起来，洗净后切碎去渣取汁，再加入少量白糖搅拌均匀，有去暑利尿解毒之功。

（2）陈皮茶：将10克干橘子皮洗净，撕成小块，放入茶杯中，用开水冲入，盖上杯盖焖10分钟左右，然后去渣，放入少量白糖。稍凉后，放入冰箱中冰镇一下更好。

（3）薄荷凉茶：取薄荷叶、甘草各6克放入锅内，加2500克水，煮沸5分钟后，放入白糖搅匀，常饮能提神醒脑。

（4）橘子茶：将橘子肉和茶叶用开水冲泡，可制成橘子茶，它可防癌、抗癌和预防心血管疾病，如果将经过消毒处理的新鲜橘子皮与白糖一同冲喝，还能起到理气消胀、生津润喉、清热止咳的作用。

（5）桑菊茶：将桑叶、白菊花各10克，甘草3克放入锅中稍煮，然后去渣叶，加入少量白糖即成，可散热清肺润喉，清肝明目，对风热感冒也有一定疗效。

(6) 荷叶凉茶：将半张荷叶撕成碎块，与中药滑石、白术各 10 克，甘草 6 克，放入水中，共煮 20 分钟左右，去渣取汁，放入少量白糖搅匀，冷却后饮用，可防暑降温。

(7) 淡盐凉茶：开水 500 毫升冲泡绿茶 5 克，食盐 2 克，晾凉待饮，能止渴解热除烦，治头晕恶心。

(8) 果汁红茶：锅中加水 750 毫升，加热至沸倒入红茶 40 克，微沸 5 分钟，离火去茶叶，晾凉后放入冰箱。饮用时在杯中倒入红茶 40 毫升，放少许柠檬汁、橘汁、白砂糖，再加冰水 150 毫升，滴入少许白兰地酒，放橘子一瓣，碎冰少许。既可去火，又很爽口。

但要注意的是，万事皆有度，而且小孩子的脾胃还很脆弱，所以父母如果选用凉茶给孩子降火的话还需小心谨慎，千万要讲求适度，不能过于频繁，甚至给孩子乱喝凉茶。

夏季孩子睡眠，盲目追求凉快对健康不利

夏季的炎热让有些人想出了一些睡眠措施，比如在室外露宿、吹穿堂风等，事实上，这些都非常不利于身体健康，尤其是对孩子。因此，在夏天，父母不能任由孩子盲目追求凉快，并应注意以下几点：

（1）夏天睡觉不要袒胸裸腹。尽管夏日天气炎热，在晚上睡觉时仍应穿着背心或薄衬衫，腹部、胸口盖条被单，以避免受寒、着凉而引起腹痛、腹泻。婴幼儿更应盖好被子。

（2）不宜在室外露宿。即使在夏季气温很高的夜晚，也不能因贪图凉快，在廊檐、室外露宿，以防蚊叮虫咬或因露水沾身而发生皮肤感染或头昏脑涨、四肢乏力。

（3）不要睡地板。有些孩子只因图一时凉爽，在水泥地或潮湿的地面上铺席而卧。这样很容易因湿气、邪寒袭身，而导致风湿性关节炎、腰酸腿痛或眼睑水肿等病症。

（4）千万别吹穿堂风。夏季，通道口、廊前虽然风凉，但是"坐卧当风"。在这样的地方睡觉，虽然凉爽，但很容易受凉、腹痛、感冒。

（5）要远离塑料凉席。夏季的夜晚，有的人图凉快，睡在塑料凉席上。这是很不健康的。因为塑料制品的透气性差，不能吸汗，水分滞留，不易蒸发，不但影响睡眠，而且危害健康。

（6）午觉不可"偷工减料"。夏季日长夜短，气温高，人体新陈代谢旺盛，消耗也大，容易感觉疲劳。而夏季让孩子午睡可使大脑和身体各系统都得到放松，也是预防中暑的措施之一。

预防疾病，端午节让孩子"草药浴"

按照民间习俗，人们要在端午节举行一些保健活动以预防疾病，"草药浴"就是其中的一个习俗。端午传统的"草药浴"除了用香草外，还可用鲜艾草、菖蒲、银花藤、野菊花、麻柳树叶、九节枫、荨麻、柳树枝、野薄荷、桑叶等煎水沐浴。

香草具有芳香开窍、温气血、散寒湿、消毒、防腐之功效。

艾叶浴对毛囊炎、湿疹有一定疗效。

菖蒲叶及根芳香化湿可治恶疮疥癣。水浸剂对皮肤真菌有抑制作用。外用能改善局部血液循环，对消除汗斑有一定作用。

新鲜的桑叶性味苦、甘、寒，具有疏风清热、清肝明目等功能，用它煮水洗澡，可使皮肤变细嫩。

薄荷挥发油有发汗、解热及兴奋中枢的作用，外感风热、咽喉肿痛的病人用来洗浴特别有用，还能麻痹神经末梢，可消炎、止痛、止痒，并有清凉之感。夏季常用此沐浴，可防治湿疹、痱子等皮肤病。

野菊花有散风、清热、解毒、明目、醒脑的作用。

黄菊花清热解暑、美容肌肤，最宜上学需要耗费脑力的孩子洗浴。

银花藤有清热解毒、通经络的作用，沐浴后，凉爽舒畅，可解毒除燥，治痱效果最理想。用桉树叶、麻柳叶、九节枫、柳叶、荨麻等草药沐浴，具有祛风除湿、活血消肿、杀虫止痛、止痒嫩肤等功效。

草药浴不但可消除疲劳、清洁皮肤、增强皮肤的血液循环，还可预防和治疗痱子、皮肤瘙痒、汗斑、狐臭、皮炎等皮肤病，并且具有润滑、增白、增香等作用。如用草药汤来洗头，可消除头皮屑；用来浴面，可清除暗疮，防止孩子长出"青春痘"。

夏季小儿暑热宜食疗

夏季，如果孩子出现暑热症状，父母可以采用适当的食疗帮助孩子缓解症状，恢复健康。下面我们为各位家长介绍几类防暑热的食疗方法，适当给你的孩子食用，一定可以令孩子免受暑热所扰。

1. 三鲜饮

材料：鲜荷叶、鲜竹叶、鲜薄荷各30克。

制法：上述材料加水适量，熬煮浓汤，取汤拌蜂蜜，代茶饮。

功效：具有生津止渴、清热解暑的功效。

2. 绿豆枣汤

材料：绿豆250克，红枣15克。

制法：加水适量，熬煎浓汤，煎好后加入糖少许，温服。

功效：绿豆甘凉，具有清胆养胃、解暑止渴的功效。红枣健脾益气，两者合用，适用于发热而微汗者。

3. 六味鲜汁饮

材料：西瓜汁、西红柿汁、梨汁、鲜藕汁、甘蔗汁、荸荠汁各适量。

制法：将西瓜汁、西红柿汁、梨汁、鲜藕汁、甘蔗汁、荸荠汁这六种汁混合当茶饮。

功效：适用于口渴、心烦、食欲不振及小便赤黄等症。

4. 荷叶冬瓜汤

材料：嫩荷叶 1 张（切碎），鲜冬瓜 500 克（切片）；

制法：将上述材料加水 1000 毫升，熬煮浓汤，汤成后去荷叶，加入食盐少许服用。

功效：适于治疗夏季低热、口渴心烦等病症，疗效较佳。

5. 八宝清暑粥

材料：桂圆肉 10 克，莲子肉 10 克，花生 10 克，麦冬 10 克，芡实 10 克，绿豆 10 克，蜜枣 10 个（去核），糯米 50 克。

制法：将上述材料加水适量，熬煮成粥，待凉后食用。

功效：具有醒脾健胃、清热祛暑的功效。

夏季孩子饮食应坚持做到"五宜"

一到三伏天，孩子的饮食便成了令家长们挠头的事。在炎热酷暑的夏季，孩子的胃口不好，不爱吃饭，只喜欢吃冷饮，常常闹肚子，容易上火……看起来，都是一些生活小事，一旦发生，痛苦的是孩子，担心的是家长。

那么，怎么让孩子在夏天吃好吃饱吃得又安全呢？具体而言，应做到以下"五宜"：

1. 在食品采购上，宜讲究食品卫生

夏季儿童容易发生两大类与饮食密切相关的疾病，一是胃肠道疾病，二是皮肤病。而要预防这些疾病的发生，就要控制食品的质量与种类。

采购食品，要去有冷藏条件的大商场、超市。可是，有一些家长为了图方便，常常在下班的时候，在路边或居民小区的流动摊点上，买奶制品、豆制品、熟食。在这种地方购买的食品，一方面难以保证产品是否是正规厂家出品；另一方面这些食物在温热条件下，容易滋生各种有害细菌，易于腐败变质。熟食的运输、出售，应该在冷藏的环境下进行，而小摊点上根本没有这种条件，食物容易腐败变质。而儿童肝脏的解毒能力比大人差，如果不小心吃了这些食品，容易导致各种胃肠道疾病。

在清洗食物时，最好把蔬菜和水果多在水里浸泡几分钟，以避免蔬菜、水果表面的农药残留。不要让孩子吃没有清洗过的水果。一定要让孩子养成饭前便后洗手的习惯，以减少病从口入的机会。

2. 汤、粥最宜人

孩子是纯阳之体，夏季容易上火发热，宜多吃一些偏凉性的食物，少吃温热的食物。在主食方面，宜多给孩子做一些汤、粥，如小米粥、绿豆粥、西瓜水、绿豆汤、酸梅汤等。这些汤粥，既可以解渴，补充孩子体内损失的水分，又可清热解表，预防孩子因体内过热而发疖子、痱子等夏季皮肤病。

3. 宜选择平、凉性食品

为了保证孩子的营养均衡，可以适当给孩子吃些猪肉和鸭肉等食品，因为猪肉属于平性食品，鸭肉属于凉性食品，较适宜夏季食用。同时，还可以给孩子多吃些豆制品和冬瓜、白菜、黄瓜等蔬菜，因为蔬菜中含矿物质比较多，可以补充孩子体内的丢失矿物质。

4. 宜适量喝一些淡果汁饮料或运动饮料

夏天，在保证正常饮食的基础上，应适量给孩子喝一些淡果汁饮料或运动饮料。同时，每天的奶制品也不应该中断。这些果汁饮料，可以保证孩子的热能需要，营养均衡，从而促进孩子身体的正常生长发育。

5. 宜每顿备有一个凉拌菜

维生素 C 具有解毒功能，可以增强人体的抵抗力，缺乏维生素 C 会导致人体免疫力下降。夏季儿童饮食也要注意维生素 C 的补充。维生素 C 在水果、蔬菜中含量丰富，但是遇到高热及加工烹调就易流失。凉拌菜能保证蔬菜中的维生素 C 被破坏得较少。

夏日多吃苦味食物可帮孩子去火

在炎热的夏季，很多孩子会出现烦躁、焦虑、激动、失眠等症状，这也就是中医所说的"上火"。中医认为，"夏日属火，主心"，指的就是夏季天气炎热，高温影响人体内的阴阳平衡，所以人火气大，容易情绪焦躁。因此，夏季多给孩子食用一些去火的食物能达到"去火除烦"的效果。

一般来说，苦味食品是"火"的天敌，苦味食物之所以发"苦"，是因为其中含有生物碱、尿素类苦味物质，这些苦味物质可解热祛暑、消除疲劳等。

最好的苦味食物要属苦瓜，苦瓜不管是凉拌，热炒还是煲汤，只要能把苦瓜做熟且不失青色，都能达到去火的目的。除了苦瓜之外，其他苦味食物也有不错的去火功效，例如：

（1）苦菜。苦菜又名荼草、苦马菜，为菊科植物苣菜的全草。苦菜主要含有碳水化合物、B族维生素、维生素C及矿物质等营养成分。中医认为，苦菜性味苦、寒，具有清热凉血、解毒的作用。李时珍在《本草纲目》一书中指出："苦菜调十二经脉，安心益气，轻身耐老，强力明目……"腌苦菜是夏日佐饭的美味佳肴，具有爽口开胃、消暑、清心除烦的作用。

（2）蒲公英。蒲公英又名婆婆丁、黄花地丁等，为菊科植物蒲公英带根的全草，全国多有分布。《本草纲目》说："地丁，江之南北颇多，他处亦有之，岭南绝无。小科布地，四散而生。茎叶花絮并如苦苣，俱小耳，嫩苗可食。"蒲公英是一种营养丰富的蔬菜，主要含有蛋白质、脂肪、胡萝卜素、核黄素及钙、磷、铁等营养成分。在食用方面，夏季多用嫩叶凉拌，也可烹调。蒲公英多吃不伤人，而且还可入药治病。中医认为，蒲公英性味甘、苦、寒，入肝、胃经，具有清热、解毒、止泻、利胆、保肝、健胃、降血压、提神、抑菌、抗癌等作用。

（3）苦笋。中医认为，苦笋味甘，性凉而不寒，具有消暑解毒、减肥健身、健胃消积等功效。苦笋是夏季餐桌上的可口菜肴。人们通常用苦笋、排骨，加上咸菜配制成苦笋煲，苦甘可口，味道鲜美，吃后令人回味无穷。

（4）芜菁。芜菁又名鸡毛菜，原产中国，是古老的蔬菜之一，全国各地都有栽培。中医认为，芜菁性平，味苦、辛、甘，入胃、肝、肾经，具有开胃下气、祛湿解毒的作用，适于治疗食积不化、消渴、热毒风肿等病症。芜菁风味佳，可以代粮，也可菜用，或盐渍加工。

（5）莴笋。莴笋又叫千金菜、莴菜。中医认为，莴笋性凉，味苦、甘，入肠、胃经，它具有通利小便、开胸利膈、顺气调中、清热止渴的作用。适于治疗小便不利、脾胃气滞、饮食不振、消渴多饮等病症。莴笋可炒、可拌，炒要用大火快炒，拌要放少许精盐稍腌后，挤去汁，再食用。

（6）仙人掌。中医认为，仙人掌性味苦、寒，入心、肺、胃经，具有清热解毒、行气活血、化痰安神的作用。研究表明，仙人掌能防止动脉硬化，还可治疗糖尿病、肥胖症、肺癌等病症。

（7）野蒜。野蒜又叫大头菜子、小独蒜。它具有理气宽胸、通阳散结的作用，可治疗胸痹、心痛、干呕等。

（8）枸杞苗。枸杞苗又叫甜菜、枸杞尖。中医认为，枸杞苗全株性凉，味甘苦，具有清热除烦、滋阴明目的作用，适于治疗阴虚发热、消渴口干、手足心热以及肝肾亏虚、两目干涩、虚火牙痛等病症。

育儿小贴士

很多人认为夏季喝牛奶会加重上火，引起烦躁，其实，夏季喝牛奶有很多益处，不仅不会上火，还能解热毒、去肝火。中医认为，牛奶性微寒，可以通过滋阴、解热毒来发挥去火功效，而且牛奶中所含的水分可以补充人体因出汗而损失的大量水分。

姜汤可帮孩子治夏季"空调病"

夏季天气炎热，孩子大多贪凉，常常待在空调屋里，或者一从外面回来就对着空调猛吹。无论你的孩子属于上述情况中的哪一种，都对其身体不利，而且孩子在夏季常吹空调还容易引发"空调病"。怎样给你的孩子治疗空调病呢？这里为你提供一种简单的方法，你可以给孩子熬一碗姜汤，姜汤不仅能预防"空调病"，而且对孩子因吹空调受凉而引起的一些症状有很好的治疗作用，比如：

（1）四肢酸痛。孩子在空调房里待久了，四肢关节和腰部最容易受风寒的侵袭，导致酸痛，症状较轻时可以煮一些浓浓的热姜汤，用热毛巾敷患处。如果症状严重，可以让他喝一些姜汤，同时可以用热姜汤给孩子洗手或者泡脚，这样就能达到散风驱寒、舒筋活血的效果，能最大限度地帮助孩子缓解疼痛。

（2）腹痛胃痛。炎炎夏日，一些孩子晚上睡觉都习惯了开空调。吹了一晚上的空调，第二天早晨起床后，他们经常会导致胃部和腹部疼痛，并伴有大便溏的症状，这就说明他们晚上着凉了。这个时候，作为父母的你一定要让孩子喝一点姜汤，帮助其驱散脾胃中的寒气。

（3）伤风感冒。尽管外面酷暑难耐，但是有了空调，孩子在室内可以感受到凉风习习。室内外温差如此之大，孩子很容易引起风寒感冒，出现恶寒、头疼、发热、鼻塞、流涕、咳嗽等症状，此时，给孩子喝上一碗姜汤，就能缓解其感冒症状。

育儿小贴士

虽然姜汤可以帮助孩子治疗夏季空调病，但是也没有必要让孩子把姜汤当水喝，毕竟孩子年龄小不比成人，肠胃等的承受能力有限。此外，父母们要注意一点，即姜汤不可过淡也不宜太浓，如果孩子受不了姜汤的味道，可适当在姜汤中加些红糖，因为红糖有补中缓肝、活血化淤的作用，对孩子的身体有益。

天气炎热，凉拌菜助孩子提升免疫力

中医认为，补益药是为虚证而设，即"虚则补之"。"虚"，又分为气虚、血虚、阴虚、阳虚，不能同样补之。因此，特为家长们介绍几种夏令凉拌菜，既可以避免孩子未虚而补，又有利于提高孩子身体的免疫力。

（1）凉拌海带丝。将海带 300 克清洗干净，切成细丝后，煮半小时，捞出，放凉，不需加盐，加蒜茸、香油、醋、味精等调料后，即可食用。

海带是一种著名的海洋蔬菜，主要含碘、藻胶酸和甘露醇等成分，可以防治甲状腺肿大、克汀病、软骨病、佝偻病。现代药理学研究表明，夏季经常食用海带，可增强单核巨噬细胞活性，增强人体免疫力。

（2）凉拌芦笋丝。将鲜芦笋 300 克洗净，削去老皮，切成细丝，加入适量的盐、芝麻酱等调料拌匀，即可食用。

芦笋的抗病能力很强，在生长过程中无须打农药，是一种真正的无公害蔬菜。芦笋营养丰富，含有维生素 A、维生素 B$_1$ 和维生素 B$_2$、盐酸以及多种微量元素。现代药理学研究证实，芦笋有调节免疫功能、抗肿瘤、抗疲劳、抗寒冷、耐缺氧、抗过氧化等保健作用。

（3）凉拌萝卜丝。将白萝卜 1300 克洗净，削去老皮，切成丝，加入适量盐、香油、味精等调料，拌匀即可食用。

萝卜又称莱菔，它含有大量纤维素、多种维生素及微量元素和双链核糖核酸。纤维素可以促进胃肠蠕动，防治便秘。双链核糖核酸能诱导人体产生干扰素，增强人体免疫力。白萝卜属十字花科植物，我国盛产，一年四季不断。白萝卜、青萝卜有相似之处，胡萝卜含有更多的胡萝卜素，也可作药膳用。

（4）凉拌鱼腥草。将鱼腥草300克清洗干净，切成约3厘米长的段，加入盐、黄酒、香油、味精等调料拌匀，即可食用。

鱼腥草因含有大量挥发油而有一种特殊的味道。研究证实，鱼腥草有抗病原微生物，可增强单核巨噬细胞活性，从而进一步增强非特异性免疫力和抗过氧化等作用。

夏热多渴，孩子饮水过多恐患"水中毒"

夏天天气比较炎热，活泼好动的孩子很容易会流汗。有一些父母觉得自己的孩子因为流了不少汗，所以体内的水分流失了，因此给孩子大量喝水。孩子不愿意喝，也要强迫孩子喝。

其实，给孩子饮用太多的水很可能导致孩子"水中毒"。水中毒是指体内水分潴留过多导致细胞内水含量过多引起细胞功能紊乱，同时引起体内电解质紊乱。过量饮用水会导致人体盐分过度流失，一些水分会被吸收到组织细胞内，使细胞水肿。水中毒开始会出现头昏眼花、虚弱无力、心跳加快等症状，严重时甚至会出现痉挛、意识障碍和昏迷，如不及时治疗就会造成脑组织损伤，甚至是死亡。

因此，在炎炎夏日孩子流汗后，不要任由孩子贪一时之快而大量饮水，也不要因为担心孩子缺水而强迫孩子过量饮水，应该把握好尺度。

育儿小贴士

夏天大量出汗后，应该适当补充含有盐分的水，一般以每 500 毫升水放 1 克盐为宜。最好是随时补水，不要等孩子感到口渴时才让其痛饮一番，因为感觉口渴说明细胞已轻度"失水"。

夏季清淡饮食并不是不吃荤腥

夏季天气闷热，不少父母认为应该选择"清淡"饮食，天天让孩子以青菜瓜果为食。有的父母考虑到孩子的健康问题，也大多给孩子吃蔬菜瓜果，至于肉食类和主食则常常忽略。长此以往，不仅孩子的免疫力会有所下降，严重的还会导致孩子出现贫血现象。

中医认为，清淡饮食并不是不吃荤腥。相反，夏季气温高，人体代谢速度加快，蛋白质消耗量大增，加之天气炎热使人体胃肠道活力变差，易使人食欲不振，食物摄入减少，人体对碳水化合物、矿物质、蛋白质等多种基本营养的需求反而增加，若只注重蔬菜水果，不及时补充蛋白质，将对人体内分泌系统、消化系统、免疫系统等产生不利影响，导致体质下降。

另外，利用三餐水果帮助孩子减肥也是错误的。水果中的非血红素铁很难被孩子吸收，要是孩子长期以水果作为正餐，会导致蛋白质和铁摄入不足，并且由于大多水果中含糖量高，所以不仅无法达到减肥的目的，反而还容易使其体重反弹或增加。

夏季给孩子喝点粥有益健康

炎热的夏季，父母应该给孩子喝点便于消化吸收的流质食物，比如粥，那么，到底哪些粥有益于孩子的健康呢？

（1）扁豆粥。粳米 250 克、白扁豆 100 克，加水适量，共煮成粥。扁豆粥具有健脾化湿、和中消暑止泻的作用，适用于夏季中暑所致的吐泻、食欲不振等病症。

（2）苡仁粥。粳米 250 克，苡仁 100 克，加水适量，共煮成粥。苡仁粥具有健脾除痹、利水渗湿的功效，适用于食欲不振、腹泻、水肿及皮肤扁平疣等病症。

（3）百合粥。百合 50 克，粳米 100 克，冰糖 80 克，加水适量，共煮成粥。百合粥具有润肺止咳、养心安神、滋阴清热的作用，适用于老年慢性气管炎、肺热或肺燥干咳、涕泪过多、热病恢复期余热未消、精神恍惚、坐卧不安，以及神经衰弱、肺结核、更年期综合征等病症。

（4）赤豆粥。粳米 250 克，赤豆 100 克，加水适量，共煮成粥。赤豆粥具有消水肿、补血健脾的作用，适用于水肿、脚气足肿、贫血等病症。

（5）丝瓜粥。丝瓜 100 克，粳米 250 克，猪油 10 克，精盐 3 克，加水适量，共煮成粥。丝瓜粥具有清热、化痰、凉血解毒的作用，适用于小儿热病。

（6）绿豆粥。粳米 250 克，绿豆 100 克，加水适量，共煮成粥。绿豆粥具有清暑、健脾、解毒的作用，适用于糖尿病口渴、中暑及皮肤疮疖等病症。

（7）黄瓜粥。黄瓜 500 克，糯米、蜂蜜各 100 克，加水适量，共煮成粥。黄瓜粥具有清热解毒、解渴、利水的作用，适用于热病、身热口渴、黄疸、水肿、热痢等病症。

（8）荷叶粥。粳米 250 克，鲜荷叶半张煮成粥。荷叶粥具有清热解暑、凉血止血的作用，适用于夏季中暑所致的头昏恶心、腹胀便溏、不思饮食及吐血、鼻出血等病症。

夏季孩子吃水果要分体质

夏季，各种水果相继上市。水果不仅含有丰富的维生素、水分以及矿物质，而且果糖、果胶的含量明显优于其他食品。这些营养成分，对人体健康无疑是有益的。

食物有属性，即所谓"四气"，是指食物进入人体内会产生"寒、热、温、凉"的作用。根据划分，介于四者之间，既不温不热，又不寒不凉，则归属于"平"性。水果作为食物中的一类，当然也有属于其自身的"四气"。那么，我们在给孩子选择水果的时候，应该遵循哪些原则呢？

一直以来，中医都强调均衡，阴阳调和。对于虚寒体质的孩子来说，其基础代谢率低，体内产热量少，四肢即便在夏季也是冷的。但是，由于他们的副交感神经兴奋性高，所以，面色较常人白。他们很少口渴，也不喜欢接触凉的东西，包括进空调屋。体质偏寒的孩子，在吃水果时，自然要择食温热性的，这类水果包括荔枝、龙眼、石榴、樱桃、椰子、莲子、杏等。相反，对实热体质的孩子来说，其代谢旺盛，产热多，交感神经占优势，容易发热，经常脸色红赤，口渴舌燥，喜欢吃冷饮，易烦躁，常便秘。按照上面的原则，这样的孩子要多吃寒凉性的食物，如香瓜、西瓜、水梨、香蕉、猕猴桃、芒果、莲藕、西红柿、柿子、荸荠、甜瓜、黄瓜、柚子等。

平和类的水果有葡萄、菠萝、木瓜、苹果、椰肉、梨、橙、西瓜皮、芒果、橄榄、白果、李子等，不同体质的孩子均可食用。可见，在给孩子选择水果的时候一定要先弄清楚自己的孩子属于哪种体质。

育儿小贴士

父母平时在给孩子吃水果时，应该注意以下几点：

1. 吃水果前要让孩子将手洗干净，否则不讲卫生就容易使其"病从口入"。

2. 不能用菜刀给孩子削水果，那样会使孩子感染寄生虫病。

3. 吃水果的时间应该是在饭后2小时后或者饭前1小时前。

4. 吃完水果，父母一定要监督孩子漱口，否则很容易使得孩子生龋齿。

夏季细菌多，饮食不洁小心寄生虫

夏季，很多家庭喜欢吃一些凉拌食品，但一定要注意卫生，否则，食物上未死的寄生虫会随同食物进入体内，将对人体造成危害，给孩子吃的凉拌食品更应注意其卫生。一般情况下，寄生在人体内的一些成虫吃药后就可驱除，但寄生虫的幼虫一旦进入人体的脑、肝、肺或心脏等处，则很难治疗。

1. 猪肉与绦虫病

猪肉是人们最常食用的肉类，不过有一些猪肉中含有囊虫（绦虫的幼虫），如果囊虫被人吃进肚子里，就会使人患上绦虫病。囊虫若在脑、眼、心脏等处寄生，危害就会很大，治疗也较为困难。所以绦虫病患者必须及时治疗，否则会患上囊虫病。

2. 淡水鱼虾与华支睾吸虫业病

有些民间说法并不科学，如"生吃螃蟹活吃虾"就是不正确的。这主要是因为淡水鱼虾中有华支睾吸虫的囊蚴寄生，可使人得毕支睾吸虫病，也叫肝吸虫病，其症状表现如同肝炎。所以淡水鱼虾一定要做熟了吃，像生鱼片之类的生吃法并不科学。

3. 螺肉生吃不科学

一些螺体内有寄生虫存在，由于寄生虫所处的生长阶段不同，对人体的危害也有所不同。玛瑙螺不宜生食，生吃可使人头痛、恶心、呕吐、发热、间歇性嗜睡或昏睡；有些患者还会出现头、躯干、四肢等部位的知觉异常，如伴有烧灼、麻木等；还有些患者会出现视力障碍，严重的甚至会造成失明。

4. 青蛙和曼氏迭宫绦虫

青蛙是益虫，原本就不该食用。更何况，青蛙也是吃不得的，这是因为青蛙是曼氏迭宫绦虫的中间宿主，吃青蛙时，如果曼氏迭宫绦虫的幼虫顺势进入人体，就可能使得人体组织遭到破坏，出现失明、昏迷、皮肤瘙痒等症状，严重的也可能会造成瘫痪。

夏季儿童发热的饮食五忌

夏季，孩子发热了，父母一定要注意其饮食，主要有"五忌"：

（1）忌食冷饮。夏季小儿发热，体温增高，常有口渴喜冷饮的症状，特别喜欢吃冰淇淋、雪糕、棒冰、冰冻果汁、冰冻汽水等冷饮食品。但是，食用这类冷饮后，容易使小儿食欲不振，消化不良，导致营养不良的病症。

（2）忌食油腻食物。小儿发热后消化不良，宜食清淡易消化的食物，忌食油腻食物，如油炸糕、炸猪排、油煎馒头、奶油蛋糕、肥腻的猪肉、羊肉、带油的鸡汤、鸭汤及用油煎油炸的各类食物。在炒蔬菜时也不宜放油太多。油腻食物会妨碍小儿的消化功能，常会引起食欲减退、腹泻等消化道症状。

（3）忌食过甜食物。过甜食物不仅会引起胃肠湿热而影响食欲，而且还会引起腹胀导致消化不良，疾病不易痊愈。这类食物包括各种甜饮料、冰淇淋、果汁、水果罐头、蜂蜜、水果糖、巧克力等。另外，在喝牛奶时应尽量少放糖，以免引起腹胀，影响消化。

（4）忌食助阳及热性食物。夏季小儿发热，多为阴虚之体，一方面忌食升阳助火之品，食物宜选择性味甘寒之物；另一方面忌食猪头肉、公鸡、鲤鱼、狗肉、羊肉、龙眼、荔枝、栗子、橘子等，因为这类食物性热，食用以后会加重发热。

（5）忌食油炸或刺激性食物。小儿发热后应限制脂肪和盐的摄入量，忌食油炸或刺激性食物，以免增加烦渴和多饮多尿。

夏天酷热，孩子要运动更要健康

酷热的夏日，孩子在运动后为了"舒服"各有高招，但有些做法却是过激的，会对身体造成损害。只有合理运动，才能保证健康。

1. 运动时不宜过多曝露皮肤

赤膊或露背只能在皮肤温度高于环境温度时，才能通过增加皮肤的辐射、传导散热起到降温的作用。而酷暑之日，最高气温一般都接近或超过37℃，皮肤不但不能散热，反而会从外界环境中吸收热量，因而夏季赤膊或露背会感觉更热。而且，在太阳下露背进行活动，强烈的紫外线直接照射在皮肤上，还会引起皮肤疾病。

2. 运动后不宜过快降温

运动后大汗淋漓，急忙到风扇前揭开衣服猛吹，或在过冷的空调下直吹，以及拧开水龙头，让冷水直冲身体，这种"快速降温"的方法常常只会令人快活一时，却会难受好几天。因为运动后毛孔处于扩大状态，经过突然的冷刺激，毛孔迅速缩小。这对身体极其不利，容易受寒邪的侵扰，甚至引起各种疾病。

3. 运动中喝水不宜过猛

如果喝水过猛，会引起胃部肌肉痉挛、腹痛等症状，应该在剧烈运动后间隔几分钟再适当补充水分。

4. 运动后不宜补充纯水

　　纯水中几乎不含人体出汗排出的盐分及矿物质等，而孩子在高温下进行剧烈运动时，身体大量出汗，会造成机体里水分和盐分丢失。若大量饮水而没有及时补充盐分，血液中的氯化钠浓度就会降低，肌肉兴奋性增高，易引起肌肉痉挛和疼痛。因此在训练前，应补充足够的水分和盐分；在运动时注意全身各肌肉群交替进行活动，避免只运动局部肢体，使局部肢体负荷过重。

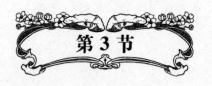

第 3 节

秋季养"收"，孩子应
处处收敛不外泄

孩子多喝蜂蜜少吃姜，"多事之秋"不担忧

　　干燥是秋天最主要的气候特点，空气中缺少水分，人体同样缺少水分。为了适应秋天这种干燥的特点，父母就必须经常给孩子的身体"补液"，以缓解干燥气候对于孩子身体的伤害。多给孩子喝水是对付"秋燥"的一种必要手段。但对付秋燥不能只让孩子喝白开水，最佳饮水良方是："朝盐水，晚蜜汤。"这是因为，喝白开水，水易流失，若在白开水中加入少许食盐，就能有效减少水分流失。白天喝点盐水，晚上则喝点蜜水，这既是补充人体水分的好方法，也是秋季养生的饮食良方，同时还可以防止因秋燥而引起的便秘，可谓一举三得。

蜂蜜所含的营养成分特别丰富，主要成分是葡萄糖和果糖，两者的含量达 70%，此外，还含有蛋白质、氨基酸、维生素等。蜂蜜具有强健体魄、提高智力、增加血红蛋白、改善心肌等作用。蜂蜜对神经衰弱、肺病等，均有疗效。在秋天经常服用蜂蜜，不仅有利于这些疾病的康复，而且还可以防止秋燥对于人体的伤害，起到润肺、养肺的作用，从而使孩子更为健康。

　　秋燥时节，最好不要给孩子吃辛辣烧烤之类的食品，这些食品包括辣椒、花椒、桂皮、生姜、葱及酒等，特别是生姜。这些食品属于热性食品，在烹饪中又会失去不少水分，食后容易上火，加重秋燥对孩子身体的危害。当然，将少量的葱、姜、辣椒作为调味品，问题并不大，但不要常吃、多吃。比如生姜，它含挥发油，可加速血液循环；其所含姜辣素，具有刺激胃液分泌、兴奋肠道、促进消化的功能；生姜还含有姜酚，可减少胆结石的发生。可见它既有利亦有弊，不可多吃，尤其是在秋天最好少吃，因为秋天气候干燥、燥气伤肺，若再吃辛辣的生姜，更容易伤害肺部，加剧人体失水、干燥。古代医书有记载："一年之内，秋不食姜；一日之内，夜不食姜。"

　　当秋天来临之际，父母最好让孩子"晨饮淡盐水，晚喝蜂蜜水，拒食生姜"，如此便可让孩子安然度过"多事之秋"。

秋令时节，多食莲藕保健康

秋令时节，正是鲜藕上市之时。鲜藕除了含有大量的碳水化合物外，蛋白质和各种维生素及矿物质也很丰富。其味道微甜而脆，十分爽口，是适合孩子的上好食品。

莲藕含有丰富的维生素，尤其是维生素 K、维生素 C，铁和钾的量也较高。它常被加工成藕粉、蜜饯、糖片等补品。莲藕的花、叶、柄，莲蓬的莲房，荷花的莲须都有很好的保健作用，可做药材。

具体说来，莲藕的功效有以下几种：

（1）莲藕可养血生津、散淤止血、清热除湿、健脾开胃。

（2）莲藕含丰富的单宁酸，具有收缩血管和降低血压的功效。

（3）莲藕所含丰富的膳食纤维对治疗便秘、促进有害物质排出十分有益。

（4）生食鲜藕或挤汁饮用，对咯血、尿血等症有辅助治疗作用。

（5）莲藕中含有维生素 B_{12}，对防治贫血病颇有效。

（6）将鲜藕 500 克洗净，连皮捣汁加白糖适量搅匀，随时用开水冲服，可补血、健脾开胃，而且对治疗胃溃疡出血效果颇佳。

藕节也是一味著名的止血良药，其味甘、涩，性平，含丰富的鞣质、天门冬素，专治各种出血，如吐血、咯血、尿血、便血等症。民间常用藕节六七个，捣碎加适量红糖煎服，用于止血，疗效甚佳。但脾胃虚寒、便溏腹泻的孩子均忌食生藕；胃、十二指肠溃疡患儿应少食。

育儿小贴士

1. 鲜藕茶

功效：清热去火、养胃益血。

材料：鲜莲藕250克，红糖20克。

做法：把洗净的莲藕切成薄片，放入锅中，加水适量，以中火煨煮半小时左右，再加入红糖拌匀即可。

2. 藕粉粥

功效：安神补脑、健脾止血。

材料：藕粉100克，粳米100克，红糖适量。

做法：将粳米淘洗干净，放入锅中加水煨煮，待粥将成时，放适量红糖和已经用冷开水拌匀的藕粉，最后搅拌成稠粥即可。

枇杷生津、润肺，让孩子不再咳

枇杷，又称腊兄、金丸等，因外形似琵琶而得名。

中医学认为，枇杷性甘、酸、凉，具有润肺、化痰、止咳等功效。《本草纲目》中说：枇杷"止渴下气，利肺气，止吐逆，主上焦热，润五脏"，"枇杷叶，治肺胃之病，大都取其下气之功耳，气下则火降，而逆者不逆，呕者不呕，渴者不渴，咳者不咳矣"。

此外，枇杷中所含的有机酸能刺激消化腺分泌，对增进食欲、帮助消化吸收、止渴解暑有很好的疗效；枇杷中含有苦杏仁苷，能够润肺止咳、祛痰，治疗各种咳嗽；枇杷果实及叶有抑制流感病毒作用，常吃可以预防四时感冒；枇杷叶可晾干制成茶叶，有泄热下气、和胃降逆的功效，为止呕的良品，可治疗各种呕吐呃逆。

需要注意的是：脾虚泄泻的孩子忌食；枇杷含糖量高，患有糖尿病的孩子也要忌食。另外，枇杷仁有毒，不可给孩子食用。

下面为大家介绍两道枇杷食疗方，以供参考：

1. 枇杷冻

材料：枇杷 500 克，琼脂 10 克，白糖 150 克。

做法：

（1）将琼脂用水泡软；将枇杷洗净，去皮，一剖为二，去核。

（2）锅置火上，放入适量清水、糖和琼脂，熬成汁；将枇杷放入碗中，倒入琼脂汁，晾凉，放入冰箱内冷冻即成。

功效：可增进食欲，帮助消化，还能提高视力，保持皮肤健康。

2. 秋梨枇杷膏

材料：雪梨 6 个，枇杷叶 5 片，蜜糖 5 汤匙，南杏 10 粒，蜜枣 2 颗，砂纸 1 张。

做法：

（1）先将 5 个雪梨切去 1/5 做盖，再把梨肉和梨心挖去。

（2）把枇杷叶、南杏和蜜枣洗净，放进梨内。

（3）余下的 1 个梨削皮、去心、切小块，将所有梨肉和蜜糖拌匀，分放入每个雪梨内，盖上雪梨盖，放在炖盅里，封上砂纸，以小火炖 2 小时即成。

功效：生津润肺、止咳化痰。

秋季按摩可防冻疮

虽然冻疮常常发生在冬季，但其防治应从秋末开始。

中医认为，冻疮虽然病在皮肤上，其实多为体内阳气不足，外寒侵袭，阳气不伸，寒凝血淤而致。因此，在治疗上常采用温经散寒、活血化淤、消肿止痛的方法。

而预防冻疮，进行局部按摩是最好的方法：

首先，进行手按摩，具体方法是两手合掌，反复搓到发热，然后左手紧握右手手背用力摩擦一下，接着右手紧握左手手背摩擦一下，这样反复摩擦 15 ~ 20 次。

其次，进行脚心按摩，具体方法为：坐床上，屈膝，脚心相对，左手按右脚心，右手按左脚心，两手同时用力，反复按摩 15 ~ 20 次。

再次，进行腿按摩，具体方法为：坐在床上，腿伸直，两手紧抱左大腿根，用力向下擦到足踝，然后擦右大腿根，一下一上为 1 次，共擦 15 ~ 20 次。

最后，进行臂按摩，具体方法为右手掌紧按左手臂里边，然后用力沿内侧向上擦到肩膀，再翻过肩膀，由臂外侧向下擦至左手手背，连续做完为 1 次，共做 15 ~ 20 次。右手做法与左手相同。

如果孩子有了轻度冻疮，可以用辣椒、柑橘、柚子皮煎水，浸洗伤处。冻疮较为严重时，要及时治疗，防止溃疡及感染。

让孩子食玉米好处多

现代研究证实，玉米中含有丰富的不饱和脂肪酸，尤其是亚油酸的含量高达 60% 以上，它和玉米胚芽中的维生素 E 协同作用，可降低血液胆固醇浓度并防止其沉积于血管壁。因此，玉米对冠心病、动脉粥样硬化、高脂血症及高血压等都有一定的预防和治疗作用。维生素 E 还可促进人体细胞分裂，延缓衰老。玉米中还含有一种长寿因子——谷胱甘肽，它在硒的参与下，生成谷胱甘肽氧化酶，具有恢复青春，延缓衰老的功能。玉米中含的硒和镁有防癌抗癌作用，硒能加速体内过氧化物的分解，使恶性肿瘤得不到分子氧的供应而受到抑制。镁一方面能抑制癌细胞的发展，另一方面能促使体内废物排出体外，这对防癌也有重要意义，并且其含有的谷氨酸有一定健脑功能。

金秋时节，正值嫩玉米上市时，每天让孩子啃一个玉米最为理想。在秋季日常饮食中，可用玉米面熬粥，每日让孩子喝上一小碗即可。

育儿小贴士

一般在煮粥时不需要加碱，但是煮玉米面粥的时候不同，应该加一点点纯碱或者小苏打，这样可以使其中的 B 族维生素中的结合型 B_5 更有利于人体的吸收。

美味冬瓜秋日熟，浑身是宝多品食

夏秋暑热之际，正是吃冬瓜的好时候。冬瓜性凉，味甘淡，肉质柔软，有独特的清凉感，是最受小朋友喜爱的瓜类之一。民间常用冬瓜煨汤，是最好的消暑妙品；鲜冬瓜绞汁或捣汁饮用，更可消暑解热；秋天用以配合肉类、冬菇煨汤，特别受小朋友的喜爱，还有消除烦闷的功效。

此外，冬瓜有很高的营养价值，全身都是宝，其肉、皮、子、瓤皆可入药：肉、瓤有利尿、清热、化痰、解渴之作用，还能治疗水肿、胀满、痰喘、痈疽等症；连瓜皮煮汤服用，有清热解暑之功效；冬瓜肉可止痰润喉、清热解毒；痔疮肿痛时，用冬瓜煎汤熏洗，可消炎止痛；患慢性肾炎者，可常吃鲤鱼冬瓜汤；冬瓜子、冬瓜皮，皆是中药，常与其他药物配伍入药，用于利尿、消肿等。下面介绍两道冬瓜汤：

1. 鲤鱼冬瓜汤

材料：鲤鱼1尾（500克以上），冬瓜500克，葱白50克，盐适量。

制法：鲤鱼剖腹去肠、杂物、腮；冬瓜洗净，切块，葱白切段，加适量水炖煮，加适量盐提味，每日1次。

功效：补中益气，利尿消肿。

2. 红豆冬瓜汤

材料：红豆30克，冬瓜皮30克，白糖适量。

制法：将红豆洗净，浸泡一夜，煮汤，加入冬瓜皮煮至豆烂，调入白糖即可。

功效：清热利尿、解毒消肿。

板栗迎秋熟，孩子食后可健肾、补脾

板栗有很高的药用价值，能供给人体较多的热能，并帮助脂肪代谢，保证机体基本营养物质的供应，有益气补脾、健胃厚肠之功效。《本草纲目》中指出："栗治肾虚，腰腿无力，能通肾益气，厚肠胃也。"食板栗可以益气血、养胃、补肾、健肝脾；生食还有治疗腰腿酸疼、舒筋活络的功效。栗子所含高淀粉质可提供高热量，而钾有助维持正常心跳规律，纤维素则能强化肠道，保持排泄系统正常运作。

由于栗子富含柔软的膳食纤维，糖尿病患者也可适量品尝。但栗子生吃难消化，熟食又易滞气，所以，一次不宜多食。最好在两餐之间把栗子当成零食，或做在饭菜里吃，而不是饭后大量吃，以免摄入过多的热量，不利于保持体重。新鲜栗子容易发霉变质，吃了发霉的栗子会引起中毒，所以，变质的栗子不能吃。

中医学认为，栗性甘温，无毒，有健脾、补肝、壮骨的医疗作用，经常生食可治腰腿无力；果壳和树皮有收敛作用；鲜叶外用可治皮肤炎症；花能治疗瘰疬和腹泻，根治疝气。民间验方多用栗子，每日早晚各生食一至二枚，用治老年肾亏，小便弱频；生栗捣烂如泥，敷于患处，可治跌打损伤，筋骨肿痛，而且有止痛止血，吸收脓毒的作用。

此外，板栗含有大量淀粉、蛋白质、脂肪、B 族维生素等多种营养素，素有"干果之王"的美称，能防治高血压病、冠心病、动脉硬化、骨质疏松等疾病。常吃板栗对日久难愈的小儿口舌生疮和成人口腔溃疡也颇为有益。

初秋吃萝卜能祛除盛夏孩子心中的火

中医认为萝卜有消食、化痰定喘、清热顺气、消肿散淤之功能。大多数幼儿感冒时出现喉干咽痛、反复咳嗽、有痰难吐等上呼吸道感染症状，多吃点爽脆可口、鲜嫩的萝卜，不仅开胃、助消化，还能滋养咽喉、化痰顺气，有效预防感冒。

萝卜有很高的营养价值，含有丰富的碳水化合物和多种维生素，其中维生素 C 的含量比梨高 8~10 倍。萝卜不含草酸，不仅不会与食物中的钙结合，而且更有利于钙的吸收。近来有研究表明，萝卜所含的纤维木质素有较强的抗癌作用，生吃效果更好。幼儿怕辣，最好为他们选择色绿、水分多、辣味轻、甜味重的萝卜。

初秋吃萝卜能祛除盛夏时积存在心中的火，下面，我们就为各位家长介绍几道以萝卜为主的食疗方：

1. 白萝卜煲羊腩汤

材料：白萝卜 1 个，羊腩 500 克，生姜 3 片，食盐少许。

制法：

（1）选优质大白萝卜 1 个，与生姜分别用清水洗干净，分别去皮。白萝卜切成块状，生姜切三片，备用。

（2）羊腩用清水洗干净，切成块状备用。瓦煲内加入适量清水，先用猛火煲至水开，然后放入以上全部材料，改用中火继续煲 3 小时左右，加入少许食盐调味，即可食用。

功效：本方具有补中益气，健脾消积食等功效，也可预防皮肤干燥、皲裂、生冻疮等。

2. 萝卜煲鲍鱼

材料：鲜萝卜300克（去皮）、鲍鱼25克。

制法：煮汤服食。隔日一次，6～7次为一个疗程。

功效：滋阴清热、宽中止渴。

3. 萝卜饼

材料：白萝卜250克，瘦猪肉100克，生姜、葱白、精盐、菜油各适量，面粉250克。

制法：将萝卜丝用菜油炒至五成熟与肉丝等调料拌匀成馅，将面团加馅制成饼，放油锅烙熟，作主食，可长期服用。

功效：主治痰湿中阻之眩晕头痛、呕吐、咳喘、食后腹胀等症。

秋日葡萄熟，多食可排除孩子体内毒素

葡萄是一种营养价值较高的水果，被科学家誉为"植物奶"。其味甘、酸、性平，具有补气血、强筋骨、利小便等功效，可用于气血虚弱、肺虚咳嗽、心悸、盗汗、风湿骨痛、小便不利等。身体虚弱、营养不良的孩子，多吃些葡萄或葡萄干，有助于恢复健康，因为葡萄含有蛋白质、氨基酸、卵磷脂、维生素及矿物质等多种营养成分，特别是糖分的含量很高，约10%～25%，而且主要是葡萄糖，容易被人体直接吸收。葡萄中含较多酒石酸，更有帮助消化的作用，适当多吃些葡萄能健脾和胃，对身体大有好处。葡萄汁对体弱的孩子有辅助疗效，在那些种植葡萄和吃葡萄多的地方，癌症发病率也明显减少。葡萄是水果中含复合铁元素最多的水果，是贫血患者的营养食品。常食葡萄对神经衰弱者和过度疲劳者均有益处。葡萄制干后，糖和铁的含量均相对增加，是儿童和体虚贫血者的滋补佳品。

此外，秋季让孩子多吃葡萄也可助其排毒。葡萄能促进肠内黏液组成，帮助肝、肠、胃、肾清除体内的垃圾。唯一的缺点是其热量有点高，40粒葡萄相当于两个苹果的热量。所以，父母在给孩子吃葡萄时，也应该考虑到量的问题，千万不可任由孩子随便吃。

秋季为孩子滋阴润燥，麦冬、百合少不了

由于夏天出汗过多，体液损耗较大，身体各组织都会感觉缺水，人在秋季就容易出现口干舌燥、便秘、皮肤干燥等病症，也就是我们常说的"秋燥"。如果你的孩子也深受"秋燥"之苦，身为父母的你该怎么做呢？

《本草纲目》里说，麦冬可以养阴生津、润肺清心，适用于肺燥干咳、津伤口渴、心烦失眠、内热消渴及肠燥便秘等。而百合入肺经，补肺阴，清肺热，润肺燥，对"肺脏热，烦闷咳嗽"有效。所以，要防止秋燥，用麦冬和百合最适宜。

下面各介绍两道用麦冬和百合来滋阴润燥的食疗方，以供参考。

1. 西洋参麦冬茶

秋季需要护气，尤其是肺气和心气，如平时应尽量少说话。不过，那样也只能减少气的消耗，而真正需要的是补气，补气佳品非西洋参麦冬茶莫属。

材料：西洋参10克，麦冬10克。

制法：泡水，代茶饮，每天1次。

2. 蜜蒸百合

秋天多风少雨，气候干燥，皮肤更需要保养，多食百合有滋补、养颜、护肤的作用。但百合因甘寒质润，凡风寒咳嗽、大便稀溏、脾胃虚弱者忌用。关于具体的吃法，《本草纲目》中记载了这样一个润肺的方子。

材料：百合200克，蜂蜜适量。

制法：用新百合加蜜蒸软，时时含一片吞津。

秋燥时，怎么防止孩子上火

北方秋季气候比较干燥，使得孩子很容易上火。上火是人体各器官不协调造成的，上火的症状主要表现为心跳加快、全身燥热、口唇干裂、心绪不宁、口内生疮、咽喉肿痛等。上火期间，不宜吃辛辣食物熬夜，应注意保持口腔卫生，经常漱口，多喝水。如果上火症状比较明显，一周以上还没有好转，需及时到医院就诊。

牛奶能解热毒、去肝火。中医认为牛奶性微寒，可以通过滋阴、解热毒来发挥去火功效。牛奶中含有多达70%左右的水分，还能补充人体因大量出汗而损失的水分。

除此之外，常见的去火食物还有西瓜、草莓、大豆、苦瓜等。西瓜性凉，含有丰富的钾盐，能弥补大量流汗造成的体内钾盐缺乏；草莓不但好吃，还有药用价值，中医认为它有去火功效，能清暑、解热、除烦；大豆除了可以滋阴外，还能补充因为高温而大量消耗的蛋白质。

育儿小贴士

为避免孩子上火，父母须让孩子拥有并保持科学的生活规律，按时作息、定时定量进餐；保持平和的心态，避免情绪受到刺激。多吃清火食物，如新鲜绿叶蔬菜、黄瓜、绿茶都有良好的清火作用，而胡萝卜对补充人体的B族维生素，避免口唇干裂也有很好的疗效。

秋季为孩子按摩，孩子心情更舒畅

进入秋季以后，天气逐渐凉爽干燥，这样的气候会让孩子感觉很舒适，但干燥也会对孩子的身体产生一定的危害。在家给孩子进行简单的按摩，能有效防止"秋燥"对孩子的侵害。

（1）压揉承浆：承浆穴在下唇凹陷处，以食指用力压揉，口腔内会涌出津液，口渴感即可消失，在不缺水的情况下，可不必反复饮水。这种津液不仅可以预防秋燥，而且含有延缓衰老的腮腺素，可使人面色红润。

（2）按摩鼻部，以开肺窍：中医认为，肺开窍于鼻。不少人鼻黏膜对冷空气异常敏感，秋天冷风一吹，就会伤风感冒，经久难愈。所以在初秋的时候，我们就应坚持用冷水洗脸，并按摩鼻部，有助于养肺。具体方法如下：

摩鼻：将两手拇指外侧相互摩擦，有热感后，用手指在鼻梁、鼻翼两侧上下按摩 50 次，可增强鼻的抗寒力，亦可治伤风、鼻塞等。浴鼻：每日早、晚将鼻浸于冷水中，闭气不息，换气后再浸入，也可以用毛巾浸冷水后敷于鼻上，坚持至寒冬。

（3）揉腹排便：秋季气候干燥，大便也会干结难排，有许多人甚至数日一解或用药物来维持大便通畅，结果造成习惯性便秘。按摩是一种简单易行的通便方法，这种方法可在晚上睡觉前或清晨起床前进行。具体操作方法是：身体仰卧，先将两手掌心摩擦至热，然后两手叠放在右下腹部，按顺时针方向按摩，共按摩 30 圈。

（4）咀嚼鼓漱：晨起和睡前，做上下腭运动。然后闭嘴，舌抵上腭，鼓漱 100 次，使津液满口，徐徐咽下。咀嚼时，胃肠血流量增加，可抵御秋季凉气对孩子胃肠的损伤。

秋季干燥，要防止静电伤了孩子身

在气候干燥的秋季，我们常常会碰到这种现象：晚上脱衣服睡觉时，黑暗中常听到噼啪的声响，而且伴有蓝光；见面握手时，手指刚一接触到对方，会突然感到指尖针刺般疼痛；早上起来梳头时，头发经常会"飘"起来，越理越乱……这就是人体的静电对外放电的结果。

人体活动时，皮肤与衣服之间、衣服与衣服之间互相摩擦，便会产生静电。

为了防止静电的发生并干扰孩子，室内要保持一定的湿度，要勤拖地、勤洒水或用加湿器加湿；要给孩子勤洗澡、勤换衣服，以消除人体表面积聚的静电荷。发现头发无法梳理时，将梳子浸入水中片刻，等静电消除之后，便可以将头发梳理服帖了。脱衣服之后，可用手轻轻摸一下墙壁，摸门把手或水龙头之前也要用手摸一下墙，将体内静电"放"出去，这样静电就不会伤害你的孩子了。

此外，父母应为孩子选择柔软、光滑的棉纺织或丝织内衣、内裤，尽量不要让孩子穿化纤类衣物。

秋季孩子洗手不宜过勤，水温不宜过热

秋季较干燥，在这一时期如果洗手不当，最容易造成损害的是手掌心，这个部位角质层厚，皮脂腺稀少，稍不注意就会粗糙、干裂，甚至脱皮；手背皮肤柔软、细嫩，比脸颊的皮肤还薄，也极易老化、松弛。

因此，在秋季，父母一定要教孩子掌握正确的洗手方法：第一，避免频繁洗手，也不要让双手长时间浸泡在水中；第二，洗手时水温不应过热，否则会破坏手部表面的皮脂膜，促使角质层更加干燥甚至皲裂，最佳水温应该在20℃～25℃之间；第三，洗手时应选用无刺激性的中性洗手液，最好含有维生素 B_5、维生素 E 或羊毛脂、芦荟等滋润型护肤成分，尽量不使用肥皂等碱性较强的清洁用品。最后，手洗干净后，不能任其自然风干，因为在干燥的空气中，手部皮肤内的水分会伴随未擦干的水分一起蒸发掉。正确方法是洗手完毕，用干净、柔软的毛巾擦手，在皮肤未干时，涂抹具有保湿功能的护手霜，以及时锁住皮肤内的水分。

为你的孩子上一堂秋天护足的必修课

　　受秋季气候的影响，足部很容易干燥、裂口、长茧，如何保护好孩子的足部呢？

　　足部的干裂、长茧，其原因是秋季汗腺分泌减少，皮肤干燥，同时由于角质层增厚，失去弹性，再加上外力牵扯、挤压所以形成裂缝。双足护理重在预防，在日常洗足时，特别在天气寒冷的季节，不要用太多的碱性强的肥皂和药皂，可常用热水泡足，较简易的保健泡脚法是用花椒煎汤泡洗，它不仅可祛除里寒，而且扶助阳气，在杀菌、消毒、止痛、止痒、消肿方面效果理想。还可用消毒好的刀片削去容易发生裂隙部位的粗糙皮肤，再涂上凡士林、植物油或润肤霜等。也可口服维生素 A、维生素 E 以及多食新鲜蔬菜、水果等。

　　在鞋、袜的选择上，鞋不宜太紧太窄，否则影响足部血液循环，还注意脚部按摩，适当揉搓双足，保持脚部正常状态。坚持每日洗脚泡脚，鞋、袜一天一换。

　　秋季护足可分六步走：

　　第一步，检查脚趾关节是否长硬茧，趾甲周围有无起皮或倒刺。第二步，双足在倒入足浴露的温热水中浸泡 10 分钟，擦干后按摩脚趾。第三步，充分按摩脚面，脚两侧，并用大拇指按压足底。第四步，易干裂的脚后跟是应重点护理的部位，反复按摩，使血液更流畅。第五步，选择保湿效果好的滋润护脚霜，均匀涂于脚部，不要遗漏细小的地方。第六步，在脚后跟多涂抹些保湿类的护足霜，这里应给予特别的滋润。

别让"秋老虎"伤了孩子

进入秋季以后，雨水逐渐减少，空气湿度降至人们生活所需限度（相对湿度70%）以下。因而，天气干燥，草木渐枯。秋燥伤津，伤津而见燥症。燥是秋季的主气，属阳邪，其引起的疾病有温燥（初秋）和凉燥（深秋）。初秋，仍有夏的高温，加上天晴少雨，气候干燥，此时感染的燥邪为温燥，主要伤阴，即损害人体的津液，症状是皮肤干燥、眼干裂、舌红少津、毛发干枯、小便赤黄、大便干结、口鼻咽干、胸痛干咳、少痰、痰中带血丝，甚至发热至高热。秋燥所致咳嗽时间较长，难以治愈，使人生畏。所以，人们把秋季的温燥称为"秋老虎"。

那么，父母怎么预防"秋老虎"伤害自己的孩子，在饮食方面又该注意哪些方面呢？

第一，宜多饮水。每天让孩子至少饮水 1000 毫升；常喝稀饭、淡茶、菜汤、豆浆、果汁等。

第二，宜多吃水果。每天吃 1~2 个梨（雪梨或沙梨）、西瓜、蕉类、山竹等凉性水果。

第三，宜常吃些清热、生津、养阴的食物。如萝卜、茅根、马蹄、西红柿、豆腐、菱角、莲藕、蜂蜜及新鲜时令水果和蔬菜、瘦精肉、木耳、老鸭肉、鳖肉、青鱼、鲳鱼、黄花鱼、鲍鱼、鳗鱼、银耳、百合、紫菜、莲子、芡实、核桃、乌梅、芝麻等。

育儿小贴士

秋冬之交，天气渐凉，孩子的内分泌系统也会受到不同程度的影响，使热能消耗得更快。在这样的环境下，不妨让孩子吃些有营养的甜品补充能量，而红豆正是较好的选择之一。

红豆中富含蛋白质、脂肪、糖类、B 族维生素、铁、磷、钾等营养成分，纤维素含量也相当丰富，能有效刺激肠胃蠕动，除了利尿之外，还有预防便秘、排便顺畅的作用。

所以，在秋冬之时，经常喝红豆汤对身体大有裨益。如果在烹煮过程中，添加有活血作用的红糖，或是能促进血液循环功能的生姜，则能达到更好的效果。

此外，需要注意的是，虽然红豆中铁的含量相当丰富，具有很好的补血功能，是非常适合孩子的食物，但最好不要与汤圆等甜食混合吃，否则会导致热量过高。

孩子"秋冻"要适当，千万别冻坏身体

　　老百姓常说"春捂秋冻"，意思是说春天棉衣要晚脱一段时间，以免受凉生病；秋天则相反，厚衣服要晚些穿，多经受寒冷的刺激，从而增强机体抵抗力。不过，对于孩子来说、不同部位应区别对待，一味地秋冻则会把身体冻坏。

　　有 4 个部位一定要注意保暖。第一个是腹部，上腹受凉容易引起胃部不适，甚至疼痛，特别是有胃病史的孩子更要加以注意；下腹受凉对女孩子伤害大，容易诱发痛经和月经不调等，经期的女孩子尤其要加以重视。另外秋季最好不要让女孩子穿露肚皮的时装；第二个是脚部，脚是人体各部位中离心脏最远的地方，血液流经的路程最长，而脚部又汇集了全身的经脉，所以人们常说"脚冷，则冷全身"。全身若受寒，机体抵抗力就会下降，病邪就有可能乘虚而入；第三个是颈部，这个部位受凉，向下容易引起肺部症状的感冒；向上则会导致颈部血管收缩，不利于脑部供血；第四个是肩部，肩关节及其周围组织相对比较脆弱，容易受伤。

　　另外，要领悟"秋冻"内涵。对于"秋冻"的理解，不应只局限于未寒不忙添衣，还应从广义上去理解，诸如运动锻炼，也要讲求耐寒锻炼，增强机体适应寒冷气候的能力。不同年龄可选择不同的锻炼项目。无论何种活动，都应注意一个冻字，切勿搞得大汗淋漓，当周身微热，尚未出汗，即可停止，以保证阴精的内敛，不使阳气外耗。

冬天养"藏"，正是补养孩子身体的好时节

冬季给孩子进补应讲原则

俗话说"今年冬令进补，明年三春打虎"，这是在强调冬季进补对健康的益处，而传统中医也认为冬季进补有助于体内阳气的发生，能为下一年开春直至全年的身体健康打下基础，但是冬季进补也是要讲原则的，如果胡乱进补，不但不能强身健体，还会损害健康。

（1）不要随意服用补品。一个孩子如果身体很好，对寒冷有良好的适应能力，在冬季就不要刻意进补，过多进补不但对健康无益，反而会产生一系列副作用。

（2）平素胃肠虚弱的孩子，在进补时应特别注意。药物入胃全靠胃肠的消化吸收，只有胃肠功能正常，才能发挥补药的应有作用。对于这类孩子，可先服用些党参、白术、茯苓、陈皮之类调理胃肠的药物，使胃肠功能正常，再由少至多地进服补药，这样机体才能较好地消化吸收。

（3）在孩子感冒或患有其他急性病期间，应停服补品。尤其是有些体质虚弱的孩子，应该等急性病治愈后再继续进补，否则会使病症迁延难愈。

（4）在给孩子滋补的同时，父母应鼓励孩子参加适当的体育运动，这样可以促进孩子身体的新陈代谢，加快全身血液循环，增强胃肠道对滋补品的消化吸收，使补药中的有效成分能够被机体很好地吸收。

药食同源，孩子冬季养生最便宜的"药"

父母在给孩子选择补品的时候往往存在一个误区，即认为越贵重的补品越好，其实不然，补品的价值和价格根本就不成正比。俗语说："药症相符，大黄亦补；药不对症，参茸亦毒。"因此，药无贵贱，对症即可。

对于一般无病而体弱的青少年来说，冬补应以"食补"为主。如果其患有慢性病，则需食补加药补。有许多食品为"药食两兼"之品，因此食补和药补并无严格区别，关键在于合理调配，对症施补。下面介绍的这些食疗品并不贵重，但只要合理搭配，对症进补，就能起到"贵重药"的效果。

（1）补气类：具有补益脾胃、益气强身的作用，适用于脾胃虚损、气短乏力者，如小米、糯米、莲心、山药、扁豆、鸡肉、大枣、鹌鹑、鲫鱼等。

（2）补血类：具有补益气血、调节心肝之效，如龙眼、枸杞、葡萄、牛羊肝、猪心、带鱼等。

（3）补阴类：具有滋阴润肺、补脾胃和益气之效，适于阴虚火旺、体弱内热者，如黑豆、百合、芝麻、豆腐、梨、甘蔗、兔肉、蜂蜜等。

（4）补阳类：具有补肾填髓、壮阳强身之效。如核桃肉、羊肉、薏苡仁、韭菜、虾类等。

人参虽好，孩子不可乱吃

　　人参是一种名贵药材，其性味甘、微苦、微温，归肺、脾经，具有补脾益肺、生津止渴、安神益智的功效。入冬时节，很多人开始进补人参，但是有不少消费者很容易陷入误区。比如，有一些父母往往以为给发育过程中的孩子服用人参会使其更强壮。事实上，青少年服用人参，容易导致口干舌燥，鼻孔出血，而出血往往是服用人参中毒的特征；新生儿服用人参会出现烦躁不安、哭闹拒乳等现象；正常儿童如果动不动就服用人参，容易引发神经衰弱、青春期发育提前等问题。

　　此外，《金匮要略》中曾说过，服用人参有五大忌：咳嗽忌用、疼痛忌用、感冒忌用、发热忌用、正在失血忌用（失血后可服用）。正所谓病无常形，医无常方，药无常品，服食人参也不能一概而论，不同的孩子有不同的需要，为人父母者千万不可给孩子乱补。

寒冬为孩子潜阳理气就找大白菜

冬季天气寒冷，人体的阳气处于潜藏的状态，需要食用一些具有滋阴潜阳理气功效的食物，于是大白菜就成了这个季节的宠儿。父母也可适当给孩子吃些大白菜，营养又健康。

千万别小看价格低廉的大白菜，其营养价值很高，含有蛋白质、脂肪、膳食纤维、水分、钾、钠、钙、镁、铁、锰、锌、铜、磷、硒、胡萝卜素、维生素 B_3 等多种营养成分，对人体有很好的保健作用。由于其所含热量低，还是肥胖病及糖尿病患者很好的辅助食品；白菜含有的微量元素钼，能阻断亚硝胺等致癌物质在人体内的生成，是很好的防癌佳品。

中医认为，大白菜味甘，性平，有养胃利水、解热除烦之功效，可用于治疗感冒、发烧口渴、支气管炎、咳嗽、食积、便秘、小便不利、冻疮、溃疡出血、酒毒、热疮等。《本草纲目》中便说大白菜"甘渴无毒，利肠胃"等。

不过，需要注意的是，白菜在凉拌和炖菜时最好与萝卜分开来，不要混杂在一起，那样可能会产生一些相互破坏营养成分的不利影响。患有慢性胃炎和溃疡病的孩子，应少吃大白菜。

北方地区的居民经常把大白菜腌制成酸菜。专家提醒，经常吃酸菜对健康不利，特别是大白菜在腌制 9 天时，是亚硝酸盐含量最高的时候，因此腌制白菜至少要 15 天以后再食用，以免造成亚硝酸盐中毒。

也有些家长喜欢炖白菜给孩子吃，实际上各种蔬菜都是急火快炒较有营养，炖的过程中各种营养素，尤其是维生素 C 的含量会损失较多。

最后，向各位家长推荐一道海米白菜汤，它具有预防感冒的功效。

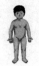

材料：白菜心 250 克，海米 30 克，高汤 500 克，火腿 6 克，水发冬菇两朵，食盐 3 克，味精 2 克，鸡油 6 克。

做法：将白菜心切成长条，用沸水稍烫，捞出控净水，海米用温水泡片刻，火腿切成长条片，把冬菇摘洗净，挤干水后，切成两半；汤勺内加高汤、火腿、冬菇、海米、白菜条、精盐烧开，撇去浮沫，待白菜烂时加味精，淋上鸡油即成。

冬食萝卜，可使孩子温中健脾

民间有句养生俗语"冬吃萝卜夏吃姜，不劳医生开处方"，可见冬天多吃点萝卜，是有利于健康的。

为什么提倡冬天多吃萝卜呢？冬季气温低，人们经常待在室内，饮食上还常进补，加上运动少，人的体内易生热生痰。据《本草纲目》记载，萝卜可消积滞、化痰、下气宽中、解毒，所以萝卜可以用来消解油腻、去除火气，又利脾胃、益中气。多给孩子吃一些萝卜，对其健康大有补益。

萝卜肉多汁浓，味道甘美，有多种烹调方法。在餐桌上，摆上一碗萝卜炖羊肉，就是一家老小的养生大餐。

将羊肉去筋膜洗净切成小方块，将萝卜去皮切成滚刀块。将羊肉块放入开水锅中，用微火煮20分钟后放入萝卜块，加入少许精盐、料酒、味精，煮5分钟后，撒上香菜末即成。

不过需要注意的是，吃萝卜也有一些禁忌。现代医学研究证明，萝卜不能与橘子、柿子、梨、苹果、葡萄等水果同食，因为萝卜与这些水果一同摄入后，产生的一些成分作用相加形成硫氰酸，会抑制甲状腺，从而诱发或导致甲状腺肿。此外，萝卜属凉性，脾胃虚寒的孩子不宜多食。

萝卜也经常用作治病防病的食疗方，下面介绍几道常见病症的萝卜疗方，以供参考。

（1）扁桃体炎：萝卜汁100毫升（用鲜萝卜制成），调匀以温开水送服，每日2~3次。

（2）哮喘：萝卜汁300毫升，调匀以温开水冲服，每次服100毫升，每日3次。若与甘蔗、梨、藕汁同饮，则效果更佳。

（3）偏头痛：鲜萝卜捣烂取汁，加少许冰片调匀滴鼻，左侧头痛滴右鼻孔，右侧头痛滴左鼻孔。

（4）咳嗽多痰：霜后萝卜适量，捣碎挤汁，加少许冰糖，炖后温服，每日2次，每次60毫升。

（5）治咽喉痛：萝卜300克，青果10个，共煎汤当茶饮，每日数次。

鲫鱼，"冬月肉厚子多，其味尤美"

鲫鱼又名鲋鱼，另称喜头，为鲤科动物，产于全国各地。《吕氏春秋》载："鱼火之美者，有洞庭之鲋。"可知鲫鱼自古为人所崇尚。鲫鱼肉嫩味鲜，尤其适于做汤，具有较强的滋补作用。冬季是吃鲫鱼的最佳季节，自然是看好其温补之功。明代著名的医学家李时珍赞美冬鲫曰："冬月肉厚子多，其味尤美。"民谚也有"冬鲫夏鲤"之说。

鲫鱼所含的蛋白质质优、齐全、易于消化吸收，是良好的蛋白质来源，孩子常食可增强抗病能力。

《本草纲目》中记载："鲫鱼性温，味甘；健脾利湿、和中开胃、活血通络、温中下气。"可见鲫鱼对脾胃虚弱、水肿、溃疡、气管炎、哮喘、糖尿病患者有很好的滋补食疗作用；先天不足，后天失调，以及手术后、病后体虚形弱者，经常吃一些鲫鱼都很有益；肝炎、肾炎、高血压、心脏病、慢性支气管炎等疾病的患者也可以经常食用，以补营养，增强抗病能力。另外，鲫鱼子能补肝养目，鲫鱼脑有健脑益智的作用。

下面我们为各位家长介绍一款蛋奶鲫鱼汤，十分适合孩子食用。

材料：鲫鱼1条，胡椒粒5颗，蛋奶（或牛奶）20克，姜10克，葱10克，盐、鸡精各适量。

做法：

（1）将鲫鱼剖腹后，清洗干净待用。

（2）把鲫鱼放置3成热的油中过油，以去除鲫鱼的腥味。

（3）加入适量水和调料，用小火清炖40分钟。

（4）起锅时加入少许蛋奶，能使汤变得白皙浓稠，口感更佳。

功效：健脾利湿，美容除皱。

此外，需要注意的是，父母们在给孩子吃鲫鱼时，选择清蒸或煮汤营养效果最佳，若经煎炸则上述功效会大打折扣。冬令时节食之最佳。

冬季涮羊肉，孩子不要一味求"嫩"

在寒冷的冬天，很多父母会选择给孩子吃涮羊肉。但是为了保持羊肉本身的鲜美，很多人都贪"嫩"。其实，虽然七八分熟的羊肉吃起来好像比较有味道，但这样却容易染上旋毛虫病。

旋毛虫病是旋毛形线虫引起的人畜共患病。这是由于人生食或食用了未煮熟含有活的旋毛虫幼虫的肉食而感染。食入活旋毛虫囊包后，囊包经胃液消化，在十二指肠释出幼虫，约经 5～7 天，幼虫蜕皮 4 次后发育为成虫。小肠黏膜受幼虫侵袭而充血、水肿，病人可有腹痛、腹泻、恶心、呕吐等症状，持续 3～5 天可自行缓解。雌雄成虫交配后，雌虫钻入肠黏膜产出大量幼虫。幼虫进入血循环后可引起异性蛋白质反应，病人出现持续性高热、荨麻疹、斑丘疹、眼睑和面部水肿等症状，末梢血嗜酸性粒细胞也明显增多。因幼虫及其代谢产物的刺激，横纹肌、小血管及其周围的间质发生炎性反应，病人感到肌肉疼痛，以四肢肌肉为著。重者出现咀嚼、吞咽及发音困难。若幼虫侵及心脏及中枢神经系统，可引起旋毛虫病心律失常、心包炎、抽搐和昏迷等严重症状，这些症状可持续 1～2 个月，肌肉疼痛有时持续数月。幼虫在肌纤维间卷曲呈"U"形或螺旋形，其所在部位的肌细胞膨大，形成梭形肌腔将虫体包围。随着囊包的逐渐形成，急性炎症消退，症状缓解，但病人仍消瘦、乏力。体力恢复约需 4 个月。

另外，值得一提的是，旋毛虫对人体致病作用的强弱，与摄入幼虫包囊数量及其活力，以及宿主的免疫功能状态等因素有关。轻者可无症状，重者可因而致死。所以，父母在给孩子吃涮羊肉的时候一定要注意将羊肉煮熟，从而有效避免孩子患上旋毛虫病。

香菇是冬令的滋补食品，孩子适当吃有益

香菇味美，是老少皆爱的食品。正是由于它味道鲜美，营养丰富，所以香菇不但位列草菇、平菇之上，更有"菇中之王"的美誉。

香菇不仅味美，功效也不一般。《本草纲目》中说香菇"益气、不饥、治风破血"，食用香菇可防治脑出血、动脉硬化、心脏病、肥胖症、糖尿病等病症。香菇性平、味甘，有益气补虚、利肝益胃、健体益智、降脂防癌的功效。香菇含有丰富的蛋白质、碳水化合物、脂肪、钙、铁、磷以及多种维生素，以及 30 多种酶和十几种氨基酸，对人体健康非常有益。

下面为各位家长介绍几道适合孩子的香菇"大餐"：

1. 香菇烧豆腐

材料：嫩豆腐 250 克，香菇 100 克，盐、酱油、味精、香油各适量。

做法：豆腐洗净切成小块。在沙锅内放入豆腐、香菇、盐和清水。中火煮沸改文火炖 15 分钟，加入酱油、味精，淋上香油即可食用。适量服食，不宜过热。

功效：清热益胃，活血益气。豆腐味甘性凉，益气和中，生津润燥，清热解毒；香菇有益气活血，理气化痰之功。

2. 刀豆炒香菇

材料：鲜刀豆 250 克，水发香菇 50 克。

做法：

（1）将刀豆洗净，切段；用温水浸泡香菇，切成丝。

（2）将处理好的刀豆和香菇倒入烧热的素油锅内，翻炒至熟，加适量清水、细盐、味精即可。

功效：温中补肾，补气益胃。

3. 香菇粥

材料：干香菇、红枣、冰糖各40克，鸡蛋两个。

做法：

（1）将香菇发好后，切丁；红枣洗净，去核备用。

（2）碗中倒入适量清水，加入处理好的香菇、红枣、冰糖，然后打两个鸡蛋在上面，搅拌均匀后煮熟即可。

功效：可以缓解夜尿频繁等症。

香菇还有一大功效不可不提：那就是防治小儿佝偻。因为香菇中的麦角甾醇在日光照射下，可以很快地转变为维生素D，而维生素D可以防治佝偻。所以成长发育期的孩子，多吃香菇可以保持好的体形。另外，贫血、免疫力低下的孩子食用香菇也很适宜。

干香菇通常比新鲜的香菇疗效更好，所以以香菇制作食疗方时应该选择干香菇。如果食用新鲜香菇，先将它晾晒一下，效果就会更好。

冬季孩子必不可少的六种汤

冬季，父母应该根据自己孩子的身体情况为其选择合适的营养汤。但不管怎么选择，下面的六种汤，各位家长是一定要考虑到的。

（1）面汤。乙酰胆碱是一种神经传递介质，可增强人脑的记忆功能。如果孩子大脑中的乙酰胆碱不足，就会导致其记忆力大大减弱。为了不断增强孩子的记忆力，父母应该不断为孩子的大脑补充乙酰胆碱。有一个很好的办法，那就是让孩子多吃些富含卵磷脂的食物。由于卵磷脂极易与水结合，所以煮面条的时候大量的卵磷脂会溶于汤中，父母只要多给孩子喝面汤，就可为其补脑，孩子的记忆力自然就会越来越好，孩子也就越来越聪明。

（2）蔬菜汤。因为蔬菜中的大量碱性成分都溶于汤中，所以给孩子喝蔬菜汤能使得其体内血液呈弱碱性，并且使得沉积于细胞中的污染物或者有毒物质重新溶解，并最终随着尿液排出体外。

（3）鸡汤。冬季喝鸡汤可加快咽喉部及支气管黏膜的血液循环，增强黏液分泌，及时清除呼吸道病毒，促进咳嗽、咽干、喉痛等症状的缓解，对感冒、支气管炎等防治效果独到，特别有益于体弱多病者。

（4）鱼汤。鱼汤中含有一种特殊的脂肪酸，它具有消炎功能，可防止孩子因呼吸道感染而发炎。

（5）骨汤。如果孩子不注意保养，皮肤也会变得干燥、起皮，而且还会常常感到头晕、胸闷、神经衰弱。这些都是微循环障碍的结果。骨汤中的特殊养分及胶原蛋白等可疏通微循环，改善上述症状。

（6）海带汤。海带性味咸寒、无毒，具有软坚散结、消痰平喘、通行利尿、降脂降压等功效，所以常吃海带对身体健康很有利。

冬季给孩子喝御寒粥可预防疾病

冬季是各种疾病的多发季节，因此，保健就显得至关重要，喝粥是既方便又有营养的选择。下面给各位家长介绍几种可帮助孩子防病御寒的保健粥。

（1）腊八粥：取粳米和各种豆类、干果、坚果同煮。豆类中含有很多优质植物蛋白，干果则浓缩了鲜果中的营养物质，坚果含有丰富的蛋白质、维生素 E 和多种微量元素，可提高人体免疫力。

（2）鸡肉皮蛋粥：鸡肉 200 克，皮蛋 2 个，粳米 200～300 克，姜、葱、盐等调味品各适量。先将鸡肉切成小块，加水煲成浓汁，用浓汁与粳米同煮。待粥将熟时加入切好的皮蛋和煲好的鸡肉，加适量的调味品。它有补益气血、滋养五脏、开胃生津的作用，适用于气血亏损的人。

（3）羊肉粥：选精羊肉 200 克，切片，粳米或糯米 200 克左右，姜、葱、盐适量，同煮成羊肉粥，早晚均可食用。此粥可益气养肾、暖脾护胃。

（4）决明子粥：炒决明子（中药店有售）10 克，大米 60 克，冰糖少量。先将决明子加水煎煮取汁适量，然后用其汁和大米同煮，成粥后加入冰糖即可。该粥清肝、明目、通便，对于目赤红肿、高血压、高血脂、习惯性便秘等症有显著效果。

（5）桂圆粟米粥：桂圆肉 15 克，粟米 100～200 克。将桂圆肉洗净与粟米同煮。先用大火煮开，再用文火熬成粥。桂圆肉性味甘温，能补益心脾，养血安神。

（6）山药栗子粥：山药15~30克，栗子50克，大枣数枚，粳米100克。栗子去壳后，与山药、大枣、粳米同煮成粥。山药性味甘平，能补脾胃、益肺肾，尤其适用于脾肾气虚者；但一次不宜多食，否则容易导致消化不良。

冬季为孩子保暖的重点部位——头部、背部、脚部

冬季气候寒冷，机体新陈代谢相对缓慢，体温调节能力与耐寒能力下降，人体易受寒发病，尤其是体质虚弱的孩子。因此，要想平安地度过寒冬，必须重视保暖，而头部、背部、足部则是保暖的重点。

中医认为，"头是诸阳之会"。体内阳气最容易从头部散发掉，所以，冬季如不重视头部保暖，很容易引发感冒、头痛、鼻炎、牙痛、三叉神经痛等，甚至引发严重的脑血管疾病。

冬季里如背部保暖不好，则风寒极易从背部经络上的诸穴位侵入人体，损伤阳气，使阴阳平衡受到破坏，人体免疫功能下降，抗病能力减弱，诱发多种疾病或使原有病情加重及旧病复发。

俗语说"寒从脚起"。中医认为，人的双脚远离心脏，血液容易供应不足，长时间下垂，血液循环不畅，皮下脂肪层薄，保温能力弱，容易发冷。如果孩子的脚受凉，便会通过神经的反射作用，引起其上呼吸道黏膜的血管收缩，血流量减少，这样孩子的抗病能力就会有所下降，以致隐藏在鼻咽部的病毒、细菌乘机大量繁殖，引发人体感冒或使气管炎、哮喘、关节炎、腰腿痛等旧病复发。

因此，冬季里，父母要特别注意帮助孩子保暖头部、背部、脚部。

用热水给孩子泡脚，不妨加点中药

　　冬天里，人容易脚冷。若在洗脚时，在水中放干姜或樟脑，樟脑会很快在热水中融化，泡后脚会发热，对改善脚凉很有效。

　　这些材料在中药房很容易买到，而且便宜，熬制时先用大火煮开，然后小火煮 5 ~ 10 分钟，取汁即可。这些药水不用每次现熬现用，可以一次多熬制一些，用容器装好，每天洗脚时兑在水中即可。

　　另外，如果在泡脚的热水里加入鹅卵石，泡脚的同时用鹅卵石磨脚，则能起到类似于针灸的效果，可治疗长期失眠。

　　热水泡脚，如同用艾条"温灸"脚上的穴位，而在泡脚盆里加入鹅卵石，高低不平的石头表面可以刺激脚底的穴位（涌泉、然谷、太溪等）或脚底反射区，起到类似足底按摩和针刺穴位的作用，从而促进人体脉络贯通，达到交通心肾、疏肝理气、健脾益气、宁心安神的功效，更好地改善睡眠。

　　泡脚用的鹅卵石并没有什么特别的要求，选择圆滑、大小相近的为佳。泡脚用的水应该保持在 45℃ 左右，水深至少要高过踝关节，脚应在鹅卵石上均衡地踩踏，浸泡 20 ~ 30 分钟左右。有心脑血管病和糖尿病的患者用热水泡脚时，要特别注意水温和时间的控制，以免出现头晕、头痛、乏力、心慌等情况。

　　此外，父母在使用鹅卵石帮孩子揉搓双脚时要注意力度和水温，避免擦破或烫伤孩子的皮肤。如果孩子脚部有损伤（包括关节胀痛、拉伤、扭伤等）或炎症还未痊愈，则父母不宜用鹅卵石热水帮孩子泡脚。

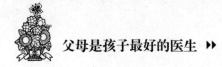

育儿小贴士

在夏天时，许多十几岁的男孩子运动完洗澡时都是把水龙头打开，从头往下淋，但是在天寒地冻的冬天，如果依然这么做的话，那就对健康不利了。

冬季的低温使人体皮肤的血管处于收缩状态，而冬季洗澡水的温度又相对较高，温热的水突然从头而至，会让人体调节系统"措手不及"，引起头部及全身皮肤血管骤然扩张，大量血液集中到皮肤表面，导致心、脑等重要脏器急剧缺血，头晕、胸闷等种种不适也会随之找上门来。对素有心脑血管疾病的孩子来说更要防止意外发生。

冬天孩子洗澡的正确做法是，洗澡前先用热水冲冲脚，待脚部暖和后再慢慢往身体上淋水，让身体有一个逐渐适应的过程。除了洗澡的"顺序"外，水温也不能太高，以37℃～40℃为宜；时间上，冬季淋浴最好不超过10分钟，盆浴不超过15分钟；洗澡前先喝一杯温开水。

冬季防止孩子"情绪伤风"的几个小窍门

冬天，寒气主令，孩子常常感到情绪低沉，精神不振，浑身懒散。这也就是"冬季抑郁症"，或叫"情绪伤风"。那么父母该如何帮助孩子消除这种症状呢？

（1）晒太阳：阳光可驱散云雾和阴霾，减少褪黑激素的分泌，是不可多得的营养素，冬天多在户外晒太阳，接受"日光浴"，能使人精神振奋，心情愉悦，心怀宽阔。

（2）多活动：疾走、跑步、做操、打拳、冬泳等力所能及的体育运动能促进人体新陈代谢、血液循环和大脑兴奋，使人保持充沛的精力，是化解不良情绪的有效手段。

（3）听音乐：不仅给人以精神享受，而且能改善人的心情，尤其是优雅动听的轻音乐，可直接作用于大脑和脑干的网状结构，产生镇静、安定、兴奋和调节情绪的功能。

（4）读书报：养心莫如静心，静心莫如读书。书报是感官、大脑和心灵的延伸，读书阅报能怡心养性，使人忘却忧愁烦恼。

（5）赏花草：冬天庭院和室内栽植的花草，既可美化环境，又能陶冶情操，把人引入阳光明媚、万物萌发的春天，花草的颜色和气味对调节人的自主神经功能和情志有良好作用。

（6）吃香蕉：香蕉中含有一种能使大脑产生 5 - 羟色氨的物质，它可调节人体内分泌系统，减少对情绪有不良影响的激素的分泌，使人安宁、快乐、舒适。

（7）嗅柑橘：柑橘类水果不仅色泽艳丽，而且芳香扑鼻，沁人心脾，其中所含的挥发油等芳香物质，可通过嗅觉器官对大脑产生兴奋作用，调节人的精神活动和情绪。

（8）梳头发：每天用梳子或手指有意识地梳理头发，对头部进行按摩，有助于改善大脑血液循环，对脑细胞产生良性刺激，使人处于良好的精神状态，保持心情平稳。

冬泳误区多，别让错误的认识危害孩子健康

近年来，冬泳成为了人们非常喜爱的一项运动，很多人不管自身条件如何，纷纷加入了冬泳的队伍，甚至有些人觉得冬泳有益健康还带着自己的孩子参加。然而，任何一项运动要想起到保健的作用，必须遵循适当的条件，采用相应的方法，冬泳也是如此，盲目的进行不仅收不到保健效果，还会给身体带来损害。

一般来说，父母带着孩子参加冬泳，首先要注意以下几点：

1. 冬泳不能包治百病

冬泳从本质上讲是一项体育运动，它可以强身健体、提高人体免疫力，能促进一些功能性疾病逐渐缓解、转好。甚至有人因为坚持冬泳而治好了某些疾病。但是，这并不代表冬泳能包治百病。

2. 冬泳并非人人皆宜

患有严重疾病，如高血压、冠心病、脑血管病、肾病、肝病、精神障碍及糖尿病、过敏性体质、先天性心脏病、癫痫病，以及有外伤或有炎症的人和酗酒者都不宜参加冬泳，否则有可能导致疾病突发或伤害身体。儿童由于正处于身体发育期，参加冬泳更要注意适量，且必须有成年人监护。另外，冬泳应该从秋季开始，让身体有个适应的过程。

3. 游的时间并非越长越好

冬泳的时间应根据气温、水温和人的体质而异。若在水里游的时间过长，一方面上岸后常会出现全身麻木、冷战不止的现象，这极易损伤

某些器官；另一方面由于刺激过度，容易引起皮质系统衰竭而损害健康。

4. 冬泳后不宜洗热水澡

冬泳后应注意保暖，并立即运动以恢复体温。上岸后，应用干毛巾擦干身体，直到身体发红为止。然后，迅速穿好衣服，慢跑或原地跳动，直到体温基本恢复。冬泳后切忌马上进入高温房间、烤火或者洗热水澡。

5. 不宜饭后冬泳

虽然吃饱了去冬泳比较有劲儿，也会有更多热量，但这种做法并不科学。消化器官对温度很敏感，热刺激可以引起消化器官兴奋，冷刺激则起到抑制作用，吃饱后立即冬泳影响消化吸收，容易引起急性胃炎等消化系统疾病。而饭前冬泳，脂肪细胞内尚无新的脂肪酸进入，通过运动比较容易将其"动员"出来转化为热量消耗掉，效果最好。

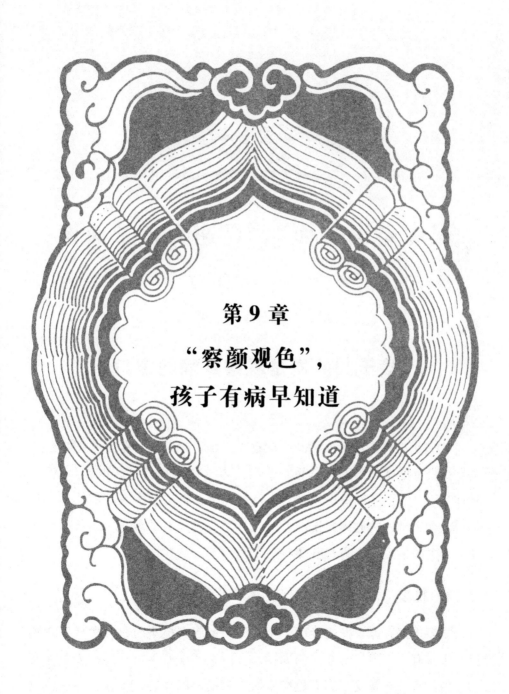

第 9 章

"察颜观色"，
孩子有病早知道

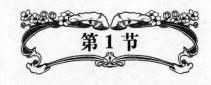

第 1 节

识病先识"面"，迅速为孩子面诊

孩子的头发是观察疾病的窗口

21 世纪的青春期男女们，喜欢追求潮流，搞噱头，常常会把自己的头发弄得奇形怪状、五颜六色，他们觉得这样显得自己很时尚。其实，这样是不对的，且不说染发剂对人体的伤害，事实上中医证实从头发我们可以知道身体的健康状况，一旦破坏了头发原有的颜色、形状，那就相当于关闭了观察疾病的窗口。

1. 脱发

很多人都有掉头发的经历，尤其是早上起来梳头时，常发现头发脱落。头发有一个生长与衰老的周期，自然生理性的落发其实每天都在发生，但是有一些脱发是病态性因素所导致的。以年轻人来说，比较常见的是秃顶，也就是俗称的"鬼剃头"。中医认为这主要有三种原因：一是血热伤阴，阴血不能上至巅顶濡养毛根，就会出现发虚脱落；二是脾胃湿热，脾虚运化无力，致使湿热上蒸巅顶，侵蚀发根，发根渐被腐蚀，头发则会脱落；三是食用了过多的甜食，甘类的东西是涣散的，经常吃甜食会影响肾的收敛功能，收敛气机减弱，就会造成头发脱落。

此外，脱发与压力、情绪也密切有关，一个人如果思虑过多，心中苦闷，那么就会出现这种大把大把掉头发的现象。所以，父母平常除了要重视孩子的身体健康外，还要多了解孩子的心理，帮孩子解决他所不能解决的心理难题。

2. 头发变白

人老了以后，身体的各项机能都不如以前了，体内也没有多少元精可以消耗了，气血不足头发也逐渐变白，这属于正常的生理现象。但现在很多人年纪轻轻头发已经白了不少，甚至在青少年时期即出现白发，这预示着身体出现了状况，应引起重视。

前额的头发开始变白，说明胃气衰老，因为胃气走前额，所以这时颜面也会出现憔悴之相，比如长抬头纹和鱼尾纹。两鬓的头发开始变白，是胆气衰老的症状，在中医看来胆经是从人的外眼角开始，一直沿着人的头部两侧，然后顺着人体的侧面下来，一直走到脚的小趾、四趾，胆气不足的时候，人两鬓的头发就慢慢地变白，这类人还有个特征就是爱挠头（挠头的地方一般也是在两鬓，是胆经经过的地方）。膀胱经是一条可以走到脑部的经脉，而后脑勺的头发变白就是因为膀胱气衰老了。当然，小孩子的头发变白与心情和生活状态也有一定的关系。

3. 头发的生长速度

肝主生发、头发的生长速度跟肝气相关。如果你的孩子头发长得比较快，说明他的肝气充足，这类孩子一般显得很聪明，反应很敏捷，而且还能够运筹帷幄。反之，头发长得非常慢，则说明孩子肝气不足，常见的症状还有手脚冰凉、脸色苍白等。

4. 头发的浓密、颜色

发为肾之华，是肾的外在表现，而肾又主黑色，所以头发黑不黑与肾的好坏密切相关。另外，头发的滋润和浓密也与肾有关。肾主收敛，一个孩子肾气的收敛能力比较好的话，头发就又黑又浓，反之，肾虚的话，气机不能很好地收敛，就容易掉发。

5. 头皮屑

中医认为头皮屑是阴盛阳虚导致的，当肾精敛不住虚火，虚火上炎，总在上面飘着，时间一长，头皮上的精血就会慢慢变少，头皮得不到滋润，头皮屑也就产生了。我们知道用食醋洗头可以有效祛除头皮屑，这其实是利用了醋的收敛作用。酸是主收敛的，可以使虚火下降，敛阴护阳。所以，如果你正被头皮屑的问题困扰，那么不妨试试用醋洗头。另外，还要注意的是在给孩子洗头发或者孩子自己洗头时，要把洗发水倒在手中搓起泡再搓在头发上，而不要将洗发水直接倒在头上。因为未起泡沫的洗发水会对头皮造成刺激，形成头屑或加剧头屑出现。

看孩子的脸色知健康

父母通过观察孩子的脸色也可以判断孩子是否健康。理由很简单，一直以来中医看病时都讲究"望、闻、问、切"，其中"望"就是中医看病的重要手段。而且，在古代中医典籍里也有"望面色，审苗窍"的说法，这就说明，只要仔细观察儿童面部肤色，就可以诊断出孩子患了什么疾病。

（1）脸部光泽。健康人的脸部是红润有光泽的，可是有的儿童脸色整体发白无光泽，此类患儿多有出汗、虚胖、大便稀等症状，这也是肺脾气虚所致，父母应从健脾补肺上给孩子治疗。

（2）面部多白斑。孩子脸部出现淡白色的粗糙斑块，许多家长或医生会误认为那是一种癣，其实多是孩子脾胃虚弱所致。

（3）面色土黄。面色土黄的孩子大多患有偏食、厌食、大便不调等病症，治疗时应以健益脾胃为主，按捏脊部可以调理脏腑、疏通经络，对改善患儿脾胃有很好的效果。捏脊疗法的具体做法如下：双手的中指、无名指、小指握成空拳状，食指半屈，拇指伸长，然后捏起患儿背部皮肤约0.5～1厘米，从下往上推进。如此反复，每天1～2次。

（4）面色青紫。孩子面色青紫，一般是缺氧所致。无论何种原因引起的窒息、先天性心脏病、风湿性心脏病等都可能出现面色青紫。此外，导致孩子面色青紫的原因还有胃部或肠部的痉挛性疼痛。如果孩子面色青紫且出现高热，则可能是惊风的先兆。

（5）鼻根有青筋。有些孩子，年龄不大，鼻根部却"青筋暴露"，这种情况说明其可能患有积滞或惊风之证。这类孩子多有食欲不佳、腹胀、大便不调、俯卧睡眠、夜睡不安、手脚心热、出汗、咬牙等症状。

父母可帮孩子按摩四缝穴，以达到消积导滞的目的。

育儿小贴士

人们往往把红光满面看成是身体健康的标志，其实，一些孩子红光满面也可能是某些疾病的一种外在表现。

1. 风湿性心脏病。由于二尖瓣狭窄，回心血量受阻，造成肺淤血，会导致面部双颧呈紫红色。

2. 高血压病。高血压患者由于心脏扩大、心肌肥厚、心肌收缩力增加，使心脏排出的血量增加，从而引起头面部血管扩张充血，导致脸色发红。

3. 流行性出血热。由于全身毛细血管扩张，血管通透性增加，早期可表现为面部充血、颜面发红。

4. 肺结核。有肺结核病的人常表现为面部潮红，伴有食欲不振、乏力以及午后低热、夜间盗汗、咳嗽或咯血等症状。

孩子眉毛不是摆设，反映五脏盛衰

很多人只知道眉毛对外貌的影响非常大，不同的眉形会让一个人的气质发生很大的变化，却很少有人知道眉毛对于健康的意义。中医认为，眉毛能反映五脏六腑的盛衰。《黄帝内经》中有这样的记载："美眉者，足太阳之脉，气血多；恶眉者，血气少；其肥而泽者，血气有余；肥而不泽者，气有余，血不足；瘦而无泽者，气血俱不足。"这就是说，眉毛属于足太阳膀胱经，其盛衰依靠足太阳经的血气。眉毛长粗、浓密、润泽，反映了足太阳经血气旺盛；眉毛稀短、细淡、脱落，则是足太阳经血气不足的象征。眉又与肾对应，为"肾之外候"，眉毛浓密，则说明肾气充沛、身强力壮；眉毛稀淡恶少，则说明肾气虚亏、体弱多病。

另外，两眉之间的部位叫印堂，又称"阙中"，在疾病的诊断和治疗上也特别有价值。我们看电视的时候经常看到有算命先生说"你印堂发黑，近日必有大祸"，就是指的这个地方。印堂可以反映肺部和咽喉疾病。肺气不足的病人，印堂部位呈现白色；而气血淤滞的人，则会变为青紫色。

所以，各位家长一定不要把孩子的眉毛视为摆设，而要学会通过其异常变化判断孩子五脏的健康状况。

孩子眼皮水肿与肾相关

你是否在某天早上起床时，发现孩子眼睛肿得像"青蛙眼"，可是，孩子明明睡得很早，但起床时仍然像一个礼拜没合眼一样，那水肿的眼皮及黑眼圈，尤其是那看起来老态龙钟的眼袋，看起来就不健康。孩子的眼皮突然发生水肿，是常有的事。实际上，眼皮水肿并不是一种单独的疾病，而是局部或者全身某种疾病的一种症状。因为眼皮下组织特别疏松，空隙也比较多，所以很容易积留液体，发生所谓的"水肿"，使眼皮肿胀。眼皮水肿有一定的范围，向上不超过眼眉毛，向下不超过面颊。

眼皮水肿，有发炎引起的，如眼部的睑腺炎、眼睑急性湿疹、结膜炎、角膜炎、急性青光眼、眼眶内的组织和眼球发炎、脑膜炎、副鼻窦炎以及眼部受到创伤、戳伤、昆虫所咬等，都可以使眼皮发生水肿。

非发炎引起的，如心脏病、肾病等，也可以使眼睑发生水肿。

除此以外，还有内服或局部使用青霉素、阿托品或者磺胺类等药物发生过敏时，也会引起眼皮水肿。还有一种是血管神经性水肿，这种水肿往往突然发生，但很快就消退，这种现象在女孩子月经期间常会发生。至于有些孩子过于肥胖，眼皮下的脂肪组织过多，眼皮比较肥厚，这并不是眼皮水肿。

孩子眼皮跳是哪些疾病的先兆

在生活中，不少人都有过眼皮跳的经历。跳动多出现在上眼皮，有时也会在下眼皮，不为人的思维和意识所控制。民间常有"左眼跳财，右眼跳灾"的说法，其实不然，眼皮跳实际上是神经兴奋度增高的表现。小孩子眼皮跳虽然没有生命危险，却可能预示着一些不健康的生活习惯甚至是疾病。

对绝大多数单纯眼皮跳的孩子来说，最多见的原因是用眼过度或劳累、精神过度紧张，比如，看电视时间过长、在强光或弱光下用眼太久、考试前精神压力过大等。

眼睛屈光不正、近视、远视或散光，眼内异物、倒睫、结膜炎、角膜炎等也可导致眼皮跳。这些病因主要作用于神经的末梢部分，因此导致的症状往往局限于一侧的上眼皮或下眼皮跳动。

然而，当眼皮跳逐渐发展为完全的眼睑痉挛或面肌痉挛后，则表明面神经的主要分支或主干受到刺激，作为病因的病变部位是在颅内或面神经出颅后的起始部位。

最多见的病因为颅内行走异常的血管对面神经根部的压迫刺激，这种病因占面肌痉挛的99%，另有1%为颅内肿瘤、蛛网膜粘连对面神经的刺激。

例如，有的患儿最开始就是上眼睑有一点跳，然后慢慢往下发展，下眼睑也开始跳，甚至嘴角都开始抽动，跳得厉害时就感觉到恶心、头晕。这些孩子患的就是面肌痉挛，或左侧，或右侧，或双侧。

绝大多数因眼肌疲劳、精神紧张等导致的眼皮跳动，只要通过放松压力、适当休息就能得到恢复。如果因屈光不正出现眼皮跳动，通常进行视力矫正就可以得到缓解。如果有眼部疾病，通过眼科医生的治疗也能治好。

如果眼皮跳动逐渐加重，导致眼睑痉挛或面肌痉挛，主要病因在颅内，则需要找神经外科医生进行治疗。

孩子的眼睛透露五脏六腑的变化

《黄帝内经》中说,人体五脏分别有相对应的孔窍,其部分功能也通过这些孔窍而表现出来,认为口是脾之窍,鼻是肺之窍,舌是心之窍,耳是肾之窍,眼睛则是肝之窍。

中国传统医学从整体观念的角度出发,认识到眼睛虽然是一个局部器官,但是它与全身,特别是与脏腑、经络等都有着密切的关系。《黄帝内经》中说,人体"五脏六腑之精气,皆上注于目而为之精。"又说"诸脉者,皆属于目"。眼睛之所以能够看见万物、辨别颜色,全赖五脏六腑精气的滋养。

眼睛也能反映五脏六腑的变化,这是因为有众多的经脉与之相连。《黄帝内经》有相关论述,"十二经脉,三百六十五络,其血气皆上于面而走空窍,其精阳气上走于目而为睛","目者,宗脉之所聚也"等。

具体来讲集中于眼或眼附近的经络有大肠经、心经、三焦经以及任脉、阴阳跷脉及阳维脉;起于眼部的经络有胃经、膀胱经和胆经;途经眼部的经络有心经、肝经;止于眼部的经络有大肠经、三焦经、小肠经……总之,奇经八脉中有四条经脉,都与眼睛有关。

眼睛几乎可以预报全身的疾病。

(1)眼结膜充血是麻疹、狂犬病早期的重要征兆;

(2)肝炎、肝癌患者视力都有不同程度的下降;

(3)耳源性眩晕患者的眼球会震颤;

(4)癌肿块转移的时候,视力会有所下降;

(5)癫痫病人抽搐时瞳孔散大。

另外，眼睛及周围的颜色也可以告诉你身体的哪个部位已经发生病变：失眠病人的眼眶会发黑；慢性肝内胆汁淤积病人的眼眶下会出现黄瘤；缺铁性贫血病人会有白睛蓝斑……

　　所以，父母在帮助孩子保护心灵窗口的同时，也不要忘记从孩子眼睛发出的信息中了解他们的身体。

眼睛，疾病来袭的"报警器"

人的眼睛是心灵的窗口，同时还是一个及时的"报警器"，当疾病侵袭你的孩子时，它会第一时间发出警报。

（1）瞳孔发黄。患有视网膜母细胞瘤的儿童通常会出现瞳孔发黄的异常现象。

（2）瞳孔发白。儿童如果瞳孔发白，眼底有出血现象，并且伴有多食多尿、易饥消瘦等状况时，家长应注意孩子是否患有糖尿病。

（3）眼白发红。这主要是因为孩子的眼睛受到细菌感染，导致急性结膜炎，进而引起充血性反应，主要表现为眼部有异物感，眼睑肿胀并且分泌出许多脓性分泌物，严重时还会出现头痛、发烧等症状。

（4）眼白发黄。孩子在出生后的两三天眼白会微带黄色，这是正常现象，不需要医治，但如果出生一周后眼白仍呈微黄色，那么孩子很可能患上了黄疸病，家长应警惕新生儿溶血或败血症的发生。

鼻为"面王"，可预报孩子脏腑方面的疾病

中医里有"上诊于鼻，下验于腹"的说法，可见在中医面诊中，鼻子具有很大的价值，有"面王"之称。鼻子位于面部正中，根部主心肺，周围候六腑，下部应生殖。

所以，家长们注意了，孩子鼻子及四周的皮肤色泽也能反映其五脏六腑的疾病。

鼻子在预报脾胃疾病方面尤其准确。患儿出现恶心、呕吐或者腹泻之前，鼻子上会冒汗或者鼻尖颜色有所改变。一些容易晕车的孩子感觉会比较明显。

如果鼻梁高处外侧长有痣或者痦子的话，说明胆先天不足，这是因为鼻梁是胆的反射区，如果这些部位出现了红血丝，或者长了青春痘，再加上早上起来嘴里发苦的话，多半就是胆囊有轻微的炎症了。

如果鼻子的色泽十分鲜明，这说明脾胃阳虚、失于运化、津液凝滞。就是说，患者的脾胃消化功能不好，水汽滞留在胸膈，导致四肢关节疼痛。

如果鼻头发青，而且通常伴有腹痛，这是因为：肝属木，脾属土，肝气疏泄太过，横逆冲犯脾胃，影响了脾胃的消化功能。应服用一些泻肝胆和补脾胃的药。

如果鼻尖微微发黑，这说明身体里有水汽，是"肾水反侮脾土"的表现。

本来应该是土克水，结果（肾）水反过来压制住了（脾）土，水汽肆虐，以致肾的脏色出现在脸上。

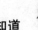

　　如果鼻子发黄，这说明胸内有寒气，脾的脏色出现在了脸上。人体内中阳不足，脾胃失于运化，吃下去的冷食或者凉性食物积聚在脾胃，这些寒气上升又影响到了胸阳，所以寒气就滞留在脏腑中。如果鼻子发黄，但光泽明润，那就不用担心了，这是即将康复的好兆头。

唇色，孩子健康的"晴雨表"

中医学认为，脾开窍于口，其华在唇。所以唇部颜色是否正常，直接反映脾胃功能的强弱。如果孩子脾胃功能正常，那么唇色红润并且有光泽；如果脾胃失调，或者因为脾脏患病而影响到肝、肺等其他脏器，那么唇色会发生变化。所以，孩子口唇颜色出现异常是某些疾病的征兆，这时父母们一定要及早采取措施，加以预防和治疗。

（1）唇色淡红。这通常是血虚或气血两虚的表现，另外，如果孩子体质虚弱但是没有疾患，也会出现唇色淡红的现象。

（2）唇色泛白。这通常是血虚的表现，表示血液循环非常差，到了冬天还会出现四肢冰冷发紫等症状，另外，如果孩子营养不良或患有贫血症，也会出现唇色泛白的现象。

（3）唇色青紫。这表示孩子的身体缺氧或者已经出现药物中毒的现象，常常会伴有面色暗红或淡青，心慌气短，舌有淤斑、淤点等症状。

（4）唇色黯黑。这表示孩子的消化系统功能失调，孩子会出现便秘、腹泻、头痛、失眠、食欲不振等症状。

舌苔，吐露孩子健康的密码

在人们的舌头表面有着一层苔垢，这就是"舌苔"，它可以反映人体内部脏腑、阴阳、气血盛衰的情况，还可以反映身体中不良毒素的存在情况和深浅程度。因此，父母要定期观察孩子的舌苔情况，以便了解其健康状况，及时采取措施，保证孩子的健康成长。

正常的舌苔应该是薄白湿润，干湿适中，不滑不燥的。当孩子的舌苔出现以下几种现象时，父母应引起重视，在必要的时候送孩子到医院就诊。

（1）没有舌苔。孩子没有舌苔，说明他的抵抗力较差，体质不好。这类孩子大多营养不良、体质弱、食欲不好、消化力差、抵抗力差，因此容易患感冒、支气管炎或腹泻等疾病。这类孩子的父母要多带他们参加一些户外活动，同时还要注意科学合理的膳食，使他们能够均衡、全面地摄取所需的营养，增强机体抵抗力。

（2）舌苔呈地图状。如果孩子的舌苔剥脱呈现地图状，并且剥脱片大小不等，边缘隆起，剥脱面为红色，与舌质有别，则说明他脾胃阴虚；如果剥脱面边缘无隆起，剥脱面光滑如镜，其颜色与舌质颜色大体相同，则说明他脾胃气虚。有"地图舌"的孩子大多患有脾胃消化功能疾病，所以要把治疗的重点放在调理脾胃消化功能上。

（3）舌苔较厚。孩子的舌苔如果是厚厚的一层，表明他的肠胃有积食，这类孩子应多吃蔬菜和水果，多喝白开水，并保持大便通畅，以帮助调理肠胃。要少食用甜腻厚味的食品，避免导致腹胀或食欲减退。

（4）舌苔发白。孩子的舌苔如果是淡白色的，说明其体内可能有寒气，而且通常会伴有身寒肢冷、手足不温等现象。这类孩子平时应该注意保暖，进食性质偏温的热红枣粥、姜汤、牛肉汤、羊肉汤、胡萝卜、洋葱等，也可以吃一些如苹果、蜜橘之类性偏温的水果，以达到驱寒给暖的目的。

（5）舌苔呈黄色。孩子的舌苔如果呈现黄色，表明他体内有火，这类孩子应调整饮食结构，多吃清淡食物，少吃油腻食品，同时要多喝水，如菊花水、绿豆汤等。

从孩子呕吐现象知疾病

呕吐是孩子常见的一种病症，尤其是当孩子处在哺乳期时，这种现象更为常见，并且大多数是发生在吃乳后不久，这时母亲只要令孩子伏在自己一侧的肩上，然后用手轻轻拍打他的后背，使他胃内的空气排出就可以减少呕吐情况的发生。但是如果孩子出现频繁呕吐的现象，父母就应该查明原因，对症下药以免贻误病情。

当孩子突然不停地呕吐，并且有腹胀便血、肛门排气困难等症状时，很可能是某种原因引起了肠梗阻或肠套叠。

突然呕吐并且伴有腹痛的孩子，很可能是因为吃了不易消化的食物而引起急性胃炎，或是吃了腐败、变质的食物导致急性食物中毒等。

如果孩子连续多日呈现喷射状的严重呕吐，呕吐时还伴有发烧、头痛、喊叫等症状，便说明其很可能患了结核性脑膜炎。如果除了以上症状外，还伴有视力障碍等症状，则很可能是患有脑肿瘤。

孩子饭后出现呕吐现象，并且有低热、精神不佳、消化不良、腹胀、眼黄、尿黄等症状，很可能是得了急性黄疸性肝炎。

另外，除了以上疾病能引起各式各样的呕吐外，痢疾、阑尾炎、流脑等也会导致孩子呕吐。

育儿小贴士

由于舌头与津液、脏腑气血及经络相连，因此，父母可以通过孩子舌头发生的一些微妙变化，来观察其体内发生的病变。

1. 如果舌头增大，则可能是由于患了甲状腺机能低下或肢端肥大症。

2. 如果舌头上有芒刺，则表明人可能患重症肺炎、猩红热等疾病。

3. 镜面舌是营养不良或体液亏乏的反映。

4. 如果孩子神经衰弱，或甲亢、久病体虚，则他的舌头伸出时会震颤。

5. 如果腹泻失水，阴虚火旺，则会出现舌质干燥。

总之，只要用心观察，各位家长就可以通过孩子的舌形、舌色等，来观察其体内是否发生疾病。

孩子口水太多，病可能在脾肾

在《黄帝内经》中有这样的记载"五脏化液，心为汗，肺为涕，肝为泪，脾为涎，肾为唾"。也就是说，如果一个人出汗异常可以从心脏上找毛病，鼻涕多了要看肺是不是出现了问题，眼泪不正常要从肝上找根源，口水和唾沫多了就要从脾肾上找原因。

在生活中，很多小孩子特别爱流口水，如果年龄很小那也算是正常现象，但是假如已经七八岁了还在流口水，就说明孩子脾虚。脾虚，则嘴角不紧，不能抑制口水外流，这时候家长就要抓紧时间给孩子补脾了。

孩子口水多了不行，那么口水少了是不是就健康了呢？答案是否定的，如果孩子的嘴里总是干干的，就说明其津液不足，这是内燥的表现。这时候家长应该让孩子多喝水，多吃酸味的食物和水果，苹果、梨、葡萄等都是不错的选择，只要水分多就可以了。

另外，如果孩子的唾液特别多、很黏稠，而且口中还伴着苦味，则说明是脾热，这时候父母一定不要让孩子吃辛辣的食物，牛羊肉也要尽量少吃，但可以让孩子吃一些清脾热的药物，如栀子、连翘等。

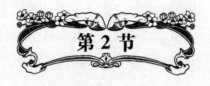

第 2 节

手是孩子身体的"气象站"

脉诊——"切"出孩子的健康信息

中医诊病主要有"望、闻、问、切"四种，其中脉诊就是"切诊"，这是中医非常重要的方法之一。人有疾病，脉象会发生相应的变化和反映，分浮、沉、迟、数等多种。

传统中医认为，人呼气一次，脉搏会跳动两次，吸气一次，脉搏同样跳动两次，一呼一吸为一息，一息之间脉搏跳动四五次为正常。医生在为病人诊脉时，一般都是根据正常的脉象来测知病人的脉搏次数。如果病人一呼一吸脉搏各跳动三次，而且脉象很急，尺部皮肤发热，则是阳热亢盛；如果尺部皮肤不热，而脉象出现滑象，则往往是因为受到风邪而感染疾病。如果病人一呼一吸之间脉搏只跳动一次，则是阳气衰退的表现；如果一呼一吸脉搏跳动八次之多甚至更多，就是精气衰败的表现，称为"死脉"，出现死脉多为正虚邪实已经到了极点，人也就到了病入膏肓的程度。

另外，医生在诊脉的时候，不仅要计算病人一呼一吸时的脉搏跳动次数，也要注意脉搏跳动的间隔，这也是判断健康与否的关键。如果脉搏跳动50次而没有间断，表明身体健康；脉搏跳动40次出现一次间断，是身体内有一处内脏出现了精气衰败的现象；脉搏跳动30次有一次间断，是两处脏器精气衰败的表现；如果脉搏跳动20次就出现一次间断，表明有四处内脏精气衰败；如果脉搏跳动10次就出现一次间断，则说明五脏精气都已经衰败。如果脉象忽快忽慢，或忽跳忽止，则表明身体已经阴阳混乱，命在旦夕了。

这些方法都非常简便易行，具有很强的可操作性，父母平时在家可以根据这些方法经常对孩子的身体进行检测，及时发现孩子身上潜藏的疾病，尽快治疗。

除此之外，这里再为家长们介绍一点脉诊的基本常识：

（1）脉诊的原理。脉象的形成，与脏腑气血密切相关，若脏腑气血发生病变，血脉运行就会受到影响，脉象就有变化。而脉象的变化，与疾病的病位、性质和邪正盛衰相关。病位浅在表则脉浮（浮脉），病位深在里则脉沉（沉脉）；疾病性质属寒则脉迟（迟脉），属热则脉数（数脉）；邪气盛则脉象有力（实脉），正气虚则脉象无力（虚脉）。

（2）脉诊的时间。以清晨（平旦）为最佳，此时病人体内外环境较稳定，气血运行情况较少受到干扰，容易鉴别脉象异常变化。

（3）脉诊的体位。病人宜正坐或仰卧，手臂与心脏保持同一水平，直腕，手心向上，并在腕关节下面垫上布枕（即脉枕）。病人在接受诊脉前，应休息片刻，调匀呼吸，安定情绪，放松身心，使气血运行不受任何干扰。

（4）脉诊的位置。医生用中指按在桡骨茎突内侧关脉部位，接着用食指按关前的寸脉部位，无名指按关后的尺脉部位。三指应呈弓形，指头平齐，用指腹按压脉搏。医生用左手按病人右手，用右手按病人左手。

（5）总按与单按。脉诊部位取准后，三指可用同样力量按切脉搏，以了解寸关尺三部总体脉象变化，这种方法称为总按。也可用一指按切某一部脉，重点体察该部脉象的变化，这种方法称为单按。单按诊寸脉时则微微提起中指与无名指，诊尺脉时则微微提起食指与中指。临床上，总按和单按常配合使用。

（6）指力轻重。分举、寻、按。举，又称浮取、轻取，即用较轻指力按触在寸口脉皮肤上，适于诊取浮脉类脉象。寻，又称中取，指力适中，不轻不重，适于诊取缓脉等。按，又称沉取、重取，即用重力按至筋骨间，适于诊取沉脉类脉象。

从孩子的手指看健康

从中医的阴阳论来讲，人的一只手就是一个阴阳俱全的小宇宙，手掌为阴，手背为阳，五个手指刚好是阴阳交错。手指一般代表头，手掌一般代表内脏，手背一般代表我们的背部。人内脏经脉的气出来首先到手指，所以手指非常敏感，一个人内脏的问题很快就可以在手上看出来。

1. 看手指

拇指指节过分粗壮，气有余便是火，心情偏激，易动肝火；扁平薄弱，体质较差，神经衰弱；拇指指关节缝出现青筋，容易发生冠心病或冠状动脉硬化；拇指指掌关节缝的纹理乱，容易发生心脏疾病；拇指掌节上粗下细者吸收功能差，身体一般较瘦弱；上粗下粗者则吸收功能好，减肥较难；拇指中间有横纹的，吸收功能较差，横纹越多对人的干扰越大。

正常的指尖应该是越来越小，如果相反则是吸收转换功能比较差；如果食指很清白、弯曲、没有力，一般是脾胃的功能弱，容易疲劳、精神不振；如果在食指根部与拇指之间有青筋，则要注意会有肩周炎。

小指长且粗直比较好，一定要过无名指的第三个关节或者与第三关节平齐，如果小于第三关节或者弯曲，说明先天的肾脏和心脏都不是很好。如果其他四指都非常好，只有小指不好，说明先天不足。所以人的身体素质的保养很关键的是看小指，平常应多揉小指。

2. 看指形

指的强弱：哪个手指比较差就说明与其相关联的脏腑有问题。

指的曲直：拇指直的人比较自信，但容易火气盛；拇指弯的人容易失眠多梦。

指的血色：手指颜色较白说明气血不足，身体瘦弱，手脚比较怕冷；较红的人说明血气充足，但太红反而表示血气不畅，人容易疲劳；如果整个手掌都发暗、没有血色，就要注意肿瘤的问题，应大量紧急排毒；手指中间特别青的人说明消化功能非常差。

指甲也是孩子身体的报警器

一般来说，健康的指甲应满足以下几个条件：

（1）颜色呈粉红，表面要有光泽。

（2）指甲根部应该有月牙状的白色指甲根。

（3）指甲两侧没有倒刺。

（4）指甲没有断裂和增厚的现象。

（5）指甲周围皮肤没有发炎、红肿的现象。

如果孩子的指甲颜色发白，还有些小斑点，那说明身体里缺乏铁、锌等微量元素。

手指甲上的半月形应该是除了小指都有，大拇指上的半月形应占指甲面积的 1/5～1/4，食指、中指、无名指应不超过 1/5。如果手指上没有半月形或只有大拇指上有半月形的，说明人体内寒气重、循环功能差、气血不足，以至于血液到不了手指的末梢。如果半月形过多、过大，则易患甲亢等病，应及时就医诊断。如果半月形呈蓝色，说明血液循环受到损害，可能有心脏病。

有些人甲根处常有倒刺，这主要是由于营养不均衡，缺乏维生素引起皮肤干燥造成的，建议多吃水果，补充维生素。出现倒刺时切不可直接用手拉掉，可以用指甲刀剪去。如果指甲容易断裂，或出现分层，则说明人体缺乏蛋白质，可补充鱼、虾、奶、蛋等富含蛋白质的食物。

指甲生长速度减慢，指甲增厚、变硬、呈黄色或黄绿色，其原因包括慢性呼吸系统、甲状腺或淋巴结疾病。

指甲凹陷、扁平或呈勺状，这与缺铁性贫血、甲状腺疾病、风湿热有关。

指甲上有平行的深沟，这是营养不良或任何阻止指甲生长的严重疾病引起的，如麻疹、流行性腮腺炎、心脏病等。

看孩子的掌纹健康线，辨其身体疾病

健康线是由手掌底部或生命线中下部开始斜向小指延伸的纹路。健康线的形状与健康的关系和其他各线不同，线越长越深，健康状况可能越差。如果你发现孩子的手上出现健康线，要注意观察：如果健康线越过生命线，则是很凶险的征兆；如果健康线触及生命线，则为疾病黄灯信号，要引起注意。除此之外，掌纹中的健康线还可以给我们带来以下几种健康警示：

（1）健康线与心脏病。健康线较长且与生命线交叉，意味着将患有危及生命的重病。健康线细且呈蓝黑色者，要警惕心脏病等循环器官疾病。出现健康线，再仔细观察感情线是否呈链状、金星丘是否狭窄或拇指根部是否呈现灰黑色，只要出现一种情形，就相当危险。

（2）健康线与神经官能症。健康线与智慧线交叉处有岛者，容易患有神经官能症。神经官能症最初一般只是性情急躁、沉默寡言，症状并不明显，应注意防范。

（3）健康线上的岛纹与呼吸系统。健康线上出现大岛纹者，往往易患呼吸系统疾病，应特别注意肺、气管、喉咙和鼻子等的健康。健康线呈链状，且上部接近感情线的部分出现岛，表示呼吸系统有问题，易患结核病。

（4）红色健康线。健康线整条呈红色的人，往往是神经质者，但神经质本身并非是病，而是一种不理想的性格。

（5）健康线与发烧。健康线出现红色或黑色斑点，不久将会有发烧症状的疾病发生，且往往是严重疾病，应提高警惕。

（6）健康线与消化系统疾病。手掌中央出现短而粗的健康线，且附近出现浅黑色、暗红色、褐色等颜色，表示消化系统可能有病变，应及时就医检查。如果与此同时生命线中央部分有晦暗色岛，则说明病变已经较严重或者慢性化了。健康线局部中断或呈链状者，消化器官容易受到疾病侵袭；若与此同时生命线起点呈现晦暗色、有岛或生命线食指下方部分变成链状，则更应提高警惕，及时就医。

看孩子的掌纹生命线，辨其身体疾病

生命线是手掌上从大拇指与食指中间的掌边开始，往掌底走的纹路。通过手相来推测人体健康状况时，生命线应该是最值得重视的。由生命线的状况不仅可以了解人体的身心状况，还可以推测大约什么年龄段身体状况易发生变化或容易患病。一般来说，掌纹中的生命线可以通过以下几种方式给我们带来健康提示：

（1）生命线的弯曲状况。生命线的起点一般在食指和拇指间的中心处。若起点接近食指，生命线曲率小，金星丘面积较大，标志着身体健康，抵抗力强。若起点偏向拇指，生命线曲率较大，金星丘面积较小，意味着体弱多病，不耐劳累。

（2）生命线的粗细、长短、深浅。生命线深而粗的人，一般认为身体健康、精力充沛、不易得病。但注意这种粗而有力的生命线的末端是自然变细而逐渐消失的。生命线纤细的人往往体质较差，缺少活力。

（3）生命线的岛纹、斑点。生命线不仅是一条纹路，而且存在小的岛纹和斑点，与健康有很大的关系。如果生命线以十字纹结束，可能预示着某个年龄段会有致命的疾病；生命线出现岛纹时，暗示要得慢性疾病；岛纹粗于生命线本身，意味着病情较严重。

（4）生命线起点呈浅黑色。生命线起点处及金星丘的上部和胃息息相关，如果起点呈浅黑色，表示胃部可能有疾病，例如胃炎、胃溃疡等。

（5）生命线上部或中部的岛纹。生命线沿金星丘弯曲，其中部到上部一段出现岛纹时，表示消化系统出现疾病。饮食过度或过冷、过热都会导致岛纹的出现，此时虽无疼痛症状，但消化功能已经大有降低。浮现明显的小岛，很可能是胃溃疡、十二指肠溃疡的先兆。

（6）生命线与便秘。饮食失调，思虑过度，身体阳气不足，寒从内生，凝结胃肠，大肠传送无力等多种原因可导致便秘。持续便秘患者，生命线中多出现许多支线，且手掌各处有变色现象。

（7）生命线与呼吸系统疾病。如果在生命线的起点，即食指和中指间下方那一段出现连续的岛，结成链状，表示呼吸系统或消化系统出现了问题。若同时在健康线起点附近有淡褐色的岛，且各指指甲呈圆状或指甲根部出现淡褐色纵纹时，可以确定呼吸系统出了问题。

（8）生命线短且以斑点或黑点结束。生命线短促且以黑点或斑点结束的人，通常身体虚弱，精力不足，容易因为偶然的身体不适而导致生命危险。有此生命线的人，对于感冒或其他常见的小病也不可掉以轻心。

（9）链状生命线。患有胃、肠等慢性消化系统疾病的人往往具有链状生命线。有此种生命线的人，天生体质虚弱，性格也偏于消极。

因此，为了孩子的健康着想，父母要学会观察孩子的生命线，辨别其健康状况。

看孩子的掌纹感情线，辨其身体疾病

感情线又名天纹或父纹，从小指下掌边起向食指方向走。感情线也可以推测健康状况，尤其是心脏的情况。感情线和心脏的关系最为密切，能清楚地反映出以心脏为主的循环系统的运行状况。感情线和生命线一样，以纹路清晰深刻、头尾相连无间断为佳。

（1）感情线长短。感情线的长短要合适，从中指根部中心朝下设一直线，感情线恰好止于与此线的交点处为佳。据此标准判断感情线长短，可以判断人体的健康状况。感情线短于标准的人，循环系统容易出问题。有此手相的孩子应注意其心脏和血管情况。

（2）感情线有岛纹。感情线上出现岛纹，应引起对心脏病的警惕，尤其是患有肥胖症的孩子，更不可掉以轻心。如果感情线在中指下方出现岛纹，病情可能相当严重。

（3）感情线重复、晦暗。具有重复感情线的人，容易发生耳朵和肾脏疾病，特别是双重感情线呈现出晦暗色，则更有患肾脏疾病的可能。

（4）感情线与眼部疾病。如果感情线在无名指下方出现岛，很可能会发生白内障、青光眼等眼部疾病，或表示用眼过度引起疲劳。肝脏有病或糖尿病恶化等都会导致眼部异常，会使无名指下方感情线出现岛。

看孩子的掌纹智慧线，辨其身体疾病

智能线又称脑纹，是掌相中最重要的一纹，它可以暗示人在精神方面或眼、耳、鼻、舌等五官方面的健康状况，用智慧线辨别人体健康，同样要观察它本身的粗细长短和瑕疵状况。

（1）智慧线与秃发。智慧线尾部有浅而大的岛的孩子容易患秃发。如果智慧线尾部的岛小而明确，应注意警觉严重的脑部疾病。

（2）智慧线和头痛。智慧线呈链状且横贯手掌左右两端者，容易患头痛病。如果有纹线向上伸展横切智慧线，则说明神经质倾向更为强烈，容易患严重的偏头痛，常做出让人难以理解的行为。

（3）智慧线与五官疾病。从起点至与太阳丘中心朝下的垂直线的交点为智慧线的标准长度。若智慧线短于标准长度，容易患五官疾病，如中耳炎、鼻炎等，特别是结膜炎等眼部疾病。若智慧线过长，则表示精神不安。

（4）智慧线和眼疾。智慧线在无名指下方出现岛，这是眼部疾病的信号。智慧线在起点附近或在中指下方出现斑点，表示有头痛病症，且此种头痛往往与眼疾有关。

（5）智慧线变化和脑瘤。如果左右手的智慧线都在中指下方突然消失，暗示着脑部容易发生严重疾病。脑部疾病往往来势迅猛，难以治愈，非常可怕。因此，发现此种变化要提高警惕，及时就医。

了解了智慧线对于辨别人身体健康的方法，父母们就能将其运用在自己孩子身上，从而辨别孩子身体的疾病，使孩子早日恢复原有的健康。

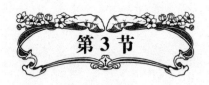

小细节，大隐患——孩子异常反应背后的健康危机

孩子头晕，很可能是重病的先兆

一般情况下，孩子偶尔头晕或因体位改变而头晕不会有太大的问题，应无大碍。不过，如果长时间头晕，父母就应引起重视，因为长期头晕或经常头晕可能是重病的先兆。

头晕是一个综合病症，是许多疾病的临床表现之一。引起头晕的原因常有以下几种：

（1）神经系统病变：如脑缺血病变、小脑病变、脑部病变、脑外伤、某些类型的癫痫等。此外，自主神经功能失调以及某些神经症的病人也会常常感到头晕。

（2）耳部疾病：如耳内疾病影响到平衡而引起头晕。

（3）内科疾病：如贫血、感染、中毒、低血糖等。

（4）感冒：有时感冒也可能会附带有头晕的症状。

（5）心脏病早期，症状尚轻，有人可能没有胸闷、心悸、气短等显著不适，只感觉头痛、头晕、四肢无力、精神不易集中、耳鸣或健忘等。

孩子胸闷，顺藤摸瓜究病因

胸闷是一种主观感觉，即呼吸费力或气不够用。轻者若无其事，重者则觉得难受，似乎被石头压住胸腔，甚至发生呼吸困难，它可能是身体器官的功能性表现，也可能是人体发生疾病的最早症状之一。不同年龄的人胸闷，其病因不一样，治疗方法不一样，后果也不一样。常见的胸闷有功能性胸闷和病理性胸闷两种。

功能性胸闷是指无器质性病变而产生的胸闷，常见的原因有：

（1）环境因素：例如，在门窗密闭、空气不流通的房间内逗留较长时间，会产生胸闷的感觉；或处于气压偏低的气候中也往往会产生胸闷、疲劳的感觉。

（2）精神因素：如遇到某些不愉快的事情，甚至与别人发生口角、争执等心情烦闷时就会产生胸闷。

功能性胸闷经过短时间的休息、开窗通风或到室外呼吸新鲜空气、思想放松、调节情绪，很快就能恢复正常。病理性胸闷则可能是由以下几种疾病引起的：

（1）呼吸道受阻：如气管支气管内长肿瘤、气管狭窄；气管受外压，如临近器官的肿瘤甲状腺肿大、纵隔内长肿瘤等压迫所致。

（2）肺部疾病：如肺气肿、支气管炎、哮喘、肺不张、肺梗死、气胸等疾病均可出现胸闷症状。

（3）心脏疾病：如某些先天性心脏病、风湿性心脏瓣膜病、冠心病等也可导致胸闷发生。

（4）膈肌病变：如膈肌膨升症、膈肌麻痹症。

（5）体液代谢和酸碱平衡失调等也会出现胸闷症状。

从胸闷出现的急慢来看，病理性胸闷可以突然发生，也可以缓慢发生。突然发生的多数是由于急性外伤性或自发性气胸、急性哮喘等。缓慢性的胸闷则是随着病程的延长，症状逐渐加重。

　　儿童发生胸闷多数提示患有先天性心脏病或纵隔肿瘤。一般情况下，如发现孩子有胸闷的症状时，在排除功能性因素的情况下，或通过休息、放松仍没有改善症状的，父母就必须引起重视，应该带孩子到医院去进行胸部透视、心电图、超声心动图、血液生化等检查以及肺功能测定，以便临床医师进一步确诊，以免延误必要的治疗。

孩子眼前为什么会"发黑"

眼前发黑大多是一种正常的生理反应，是由于一个人体位的突然改变引起低血压所致。

当人蹲着时，腰和腿都是曲折的，血液不能上下畅通。如果此时猛地站起来，血液便快速往下流去，造成上身局部缺血，但脑子和眼睛对氧气和养料的要求特别严格，来不得半点松懈，短暂的供应不足，也会使它们的工作发生故障，因而会有眼前发黑、天旋地转的感觉。如果本身身体就虚弱，情况会更严重些。

不过，出现这种情况也不要惊慌，不必去医院。头部供血不足，心脏会马上加紧工作，把血液输送上去，用不了多久，人体就恢复正常了。

当然，站起时，不要动作太猛，尽可能缓慢一些，让血液不要下流得过猛，心脏供血就能跟上，也就不会出现这种现象了。

另外，人在受到突然的感情打击、极度饥饿等情况下，也会出现眼前发黑。

其实，以上这些问题都不是很大。可怕的是眼前发黑伴随其他相应的症状，如一侧肢体瘫痪或无力、剧烈的头痛、呕吐等，那就应该高度警惕。

往往是大脑这个人体"司令部"出现了"内乱"，应及时到医院就诊。

如果一到天黑眼前就昏暗一片，甚至什么都看不清，这就是夜盲症。这种病多是由一种称为先天性视网膜色素变性的疾病所致，也有可能是因为营养不良或偏食等原因造成维生素 A 缺乏的结果。

研究表明，维生素 A 及其衍生物不仅可用来治疗多种皮肤疾病，而且对于许多癌症，如皮肤癌、头部和颈部癌、肺癌、乳腺癌、前列腺癌以及膀胱癌等都具有显著的疗效，因此，人们要在平时的饮食中多摄取富含维生素 A 的食物。

孩子脱发是怎么回事

孩子掉头发不是无缘无故的，它是某种疾病的信号。

（1）高烧会损坏发根组织，使头发大量脱落，特别是持续高烧，对发根的损坏尤为厉害，不过，在 6 个月左右后就能恢复正常。

（2）某些疾病或先天性疾病，皮脂腺分泌过多或皮脂腺分泌性质改变都可引起脱发。

（3）节食使头发缺乏充足的营养补给，头发如缺少铁的摄入，便会枯黄无泽，最后必然导致大量脱发。因此，要均衡营养，不要盲目节食减肥。

（4）频繁地烫发和漂染，会对头发造成损害以至脱落。因此，不可让年幼的孩子烫发过频或滥用染发剂。

（5）发型影响，扎过紧的马尾辫、羊角辫和麻花辫以及将头发束得紧紧的，时间长了都会损害发根造成脱发。

孩子口中有异味多和脏腑有关

不知道各位家长有没有注意过自己的孩子是不是口气清新，或是口中有异味，甚至有口臭的症状。孩子口中有异味有可能是因为学习压力大，饮食没有规律。不过，口中异味也有可能是个人卫生的问题，他们一般不注意刷牙漱口这些问题。在中医看来，口内的津液与心、肝、脾、肺、肾等脏器是相通的，口中异味往往是内部脏腑出了问题。

《黄帝内经·灵枢·四时气篇》中说："胆液泄，则口苦。"《黄帝内经·素问·痿论》中说"肝气热，则胆泄口苦筋膜干。"也就是说，口中发苦多为热证，是火热之邪内侵的表现，尤其是肝胆火旺、胆气上逆。如果孩子患上热证，除口苦外，还会有口干舌燥、苔黄、喜冷饮、尿少色深、大便干燥等症状。此时，父母可为孩子选用黄连上清丸或牛黄上清丸等清火药物，但身体虚弱的孩子最好慎用。

孩子口中发酸，其病根在于肝胃不和、肝胃郁热，致使肝液上溢、胃酸过多。如果只是偶尔感到口酸，孩子可能是多吃了不容易消化的食物或饮食过量，父母大可不必过于担心。如果孩子经常口酸，并且伴有舌苔厚腻、打嗝时有腐臭味等症状，多半是脾胃虚弱，可以给其服用一些保济丸或山楂丸。如果孩子的口酸与胃酸上泛有关，同时还有舌头发红、胁肋疼痛等症状，那么多半是肝胃不和，这时父母就想办法帮其泻火、和胃。

口中经常发甜的孩子则是脾胃有问题，多为脾胃湿热、热蒸上溢的外兆；少数为脾虚，虚火迫脾津上溢，久了会发展为糖尿病。这一点《黄帝内经》中也有记载："帝曰：有病口甘者，病名为何？何以得之？岐伯曰：此五气之溢也，名曰脾瘅。夫五味入口，藏于胃，脾为之行，其精气津液在脾,故令人口甘也,此肥美之所发也,此人必数食甘美而多肥也。肥者,令人内热,甘者令人中满,故其气上溢,转为消渴。""消渴"就是糖尿病的一种症状。

口臭由胃火引起。胃腑积热、胃肠功能紊乱、消化不良、胃肠出血、便秘等引起口气上攻及风火或湿热,口臭也就发生了。

中医将火分为虚实,口臭多为实火,由胃热引起。胃热引起的口臭,舌质一般是红的,舌苔发黄,这时只要喝点萝卜煮的水,即可起到健胃消食的作用,口臭很快就能消除。胃热引起的口臭多是偶尔发生,如果是经常胃热、消化不良的人,治疗时最好的办法就是敲胃经,一直敲到小便的颜色恢复淡黄清澈为止。但是,随着人们生活方式的改变,由胃热引起的口臭已经很少,最常见的口臭还是胃寒的原因,这类人多是舌苔普遍发白,口臭时有时无,反复发作。那么,对于这类由胃寒引起的口臭,平时就要多喝生姜水。如果怕麻烦,也可以将姜切成薄片,取一片含在嘴里。

还有的孩子经常会觉得口中淡而无味,食欲不振,这多是脾胃的问题。如果伴有胃部胀满、大便稀薄、脉细等症状,则多半是脾胃虚弱,父母帮其治疗时应以健脾、和胃为主。如果伴有疲乏无力、大便稀软、舌苔厚腻等症状,并且不喜欢喝水,则多半是脾胃有湿,治疗时父母要助其燥湿、和胃。

孩子腹痛隐藏着什么病

腹痛是很多疾病都会有的一种症状，父母可以从孩子腹痛时所表现出的不同症状与疼痛的不同位置，判断其腹痛的原因。

（1）肠梗阻腹痛。刚开始发作时表现为阵发性绞痛，然后就会转为持续性疼痛，阵发性加重。因为梗阻部位不同，所以孩子呕吐的情况有先后之分，并且有腹胀、不排气、不排便等现象出现。

（2）蛔虫病腹痛。这种疼痛的部位大多在肚脐周围或上腹部，疼痛发作时还伴有食欲不振、体重下降、睡眠不安、脸生白斑等症状，吃一些酸甜食物可以使腹痛得到缓解。如果疼痛部位由肚脐四周转至右下腹或局限在右上腹并且逐渐加重，疼痛时还伴有发热、呕吐、腹胀、便秘等症状，孩子就很可能是患有胆道蛔虫、蛔虫性肠梗阻等疾病。

（3）阑尾炎腹痛。如果孩子除了感到腹痛外，还出现消化道症状（恶心、腹泻等）、全身症状（四肢无力、呼吸增快等），那么很可能是患有阑尾炎。

（4）菌痢性腹痛。这种病通常发生在春秋两季，疼痛的部位大多出现在肚脐周围或左下腹，同时伴有频繁腹泻、畏寒、发热、呕吐等症状，并且左下腹有压痛感，大便呈黏液状，并且带有脓血。

另外，孩子有时候会因肠壁缺血或支配肠壁肌肉的神经兴奋而导致肠痉挛，这也会引起腹痛。其特点是每次发作时间不长，一般经过几分钟或几十分钟即可自愈，而且全腹柔软，按压时没有压痛感，对待这类腹痛一般不需要用药，采取热敷的方法，就能起到很好的效果。

看孩子的大便也可知其是否健康

正常孩子的大便应该呈金黄色，偶尔会微带绿色且比较稀，或者呈软膏样，均匀一致，带有酸味且没有泡沫。

如果孩子的大便呈黄色黏液状、脓血状或者蛋花状，多半是患有病毒性肠炎或者肠道细菌感染。

孩子食用了动物的血或肝，大便会呈黑色。

如果不是以上原因引起的，可能是孩子患有钩虫病或者消化道出血引起的。

孩子的大便呈白色，很可能是他的肝、胆出现了问题。

若正常大便上附有鲜血，则孩子很可能患有肛裂。

孩子出现果酱状大便，并且伴有腹痛、腹胀的现象，很可能是肠套叠引起的。

如果孩子出现血水状大便，则可能是由血性肠炎引起的。

育儿小贴士

肠道疾患和全身性疾患都可能会引起便血。另外，通过便血我们也可看出一些病症：

1. 直肠息肉会使排便出血，呈鲜红色，这种病症常出现在儿童身上。

2. 患有痔疮的人，排便后血呈鲜红色且不与大便相混。

3. 如果大便与血混合，且出现黏液或脓，伴有腹痛、腹泻及腹部下坠感的现象，是痢疾、肠结核或结肠炎等病的标志。

4. 结肠癌会使腹部出现可触及的肿块，并伴有腹泻、便秘交替出现和便血。

5. 直肠癌表现为便秘、便后出血、大便形状改变的症状。

另外，父母应该了解的是，正常大便因含尿胆原而呈现黄色或黄褐色，如果进食较多含叶绿素丰富的蔬菜，大便会呈绿色；当摄入较多猪血、动物肝脏、含铁剂的药物时，大便会变黑。

听孩子的哭声可知其是否健康

孩子啼哭可以分为生理性啼哭、病理性啼哭两大类。孩子生理性啼哭的原因有口渴、寻求爱抚、尿布湿了等，其特点是孩子的哭声洪亮，时间短暂，当愿望得到满足后，他会停止哭泣。

病理性啼哭则是因为孩子身体的某个部位出现疼痛或不适，其特点是孩子突然开始哭泣，并且哭声急，音调高，即使喂奶或者把他抱起来爱抚，他也会哭闹不止，遇到这种情况时，父母要高度警惕并注意观察，以便对症下药。

病理性啼哭可分为以下几类：

（1）阵发性哭闹。如果孩子一阵阵地哭闹，并且在啼哭时面色苍白、肢体蜷曲，父母为其按摩腹部后，便会暂时停止哭闹，那就说明孩子的肠道里有寄生虫或其患有肠炎、消化不良等。

（2）夜间哭闹。夜间哭闹的孩子很可能患有蛲虫病或上呼吸道感染。因为蛲虫喜欢夜间在孩子的肛门周围活动，这就使孩子的肛门周围发痒，容易引起哭闹；而上呼吸道感染的孩子会出现发热、鼻塞等症状，从而影响其呼吸，也容易导致其哭闹。

（3）易惊好哭。如果孩子经常哭闹并且容易受到惊吓，在哭闹时还伴有多汗的症状，说明孩子可能缺钙。

（4）哭闹时带喘息。如果孩子在哭闹时哭声急促，并且伴有喘鸣、鼻翼扇动、口唇青紫等现象，说明孩子可能患有肺炎或支气管炎。

（5）哭闹时抓耳挠腮。孩子在哭闹时抓耳挠腮，这时父母可以牵拉他的耳郭，假如孩子的哭闹声变得更大，就说明有小虫进入他的耳道里或者他患有中耳炎、外耳道疖肿等病症。

（6）排便前后哭闹。排便前哭闹说明孩子可能患有便秘，而排便时哭闹则可能说明其患有肛裂、直肠炎或乙状结肠炎等病症。

（7）哭声高而尖。如果孩子在哭闹时声调高而尖，并且伴有抽搐、呕吐等症状，那么孩子很可能患有颅内出血、脑膜炎等疾病。

（8）呻吟样哭闹。如果孩子在哭闹时发出呻吟声，并且哭声单调无力，表情平静，对周围事物反应迟钝，那么孩子很可能大脑发育有障碍，智力低下。

睡眠质量可以衡量孩子的健康状况

父母都知道，孩子只有保证充足的睡眠才能健康地成长。但是父母可能不知道，有些时候，通过孩子的睡眠质量，就可以知道他是否健康。

正常情况下，孩子睡着时应该是安静、舒坦，头部微汗，呼吸均匀无声，有时小脸可以出现各种表情。如果孩子入睡后频繁翻身，并且出现口臭、腹部胀满、口干、口唇发红、舌苔黄厚、大便干燥等症状，就说明他的胃里有宿食，治疗时应以消食导滞为主。

孩子在夜间出汗是正常现象，但是如果在刚入睡或者即将醒来时大汗淋漓，并且伴有不适的症状，就要带他去医院检查了。

在睡着后不管听到多大响声也没有反应，并且爱睡懒觉的孩子很可能有耳聋的毛病。

入睡后，有些孩子会把自己的牙齿磨得咯咯响，这就是夜间磨牙，人们通常认为夜间磨牙与肠道寄生虫有关，但也有人认为，这是因牙颌畸形所致。另外，也有少数孩子是因为精神创伤或情绪不稳定而导致夜间磨牙。

孩子入睡后手指或脚趾抽动并且出现肿胀，这时父母就要检查一下他的手指、脚趾，看看是否被头发或其他纤维丝缠住，或有被蚊虫叮咬的痕迹。

孩子的精神状况与疾病

一般来说，健康的孩子精神饱满、两眼有神，容易适应环境，而生病的孩子情绪往往异常。

（1）烦躁不安、面色发红、口唇干燥，表示发热。

（2）目光呆滞、两眼直视、两手握拳，常是惊厥预兆。

（3）哭声无力或一声不哭，往往提示疾病严重。

除以上明显征兆外，孩子还可能表现出表情淡漠、不愿说话、不喜欢活动，或烦躁不安，或时时吵闹。

此外，活动力变化也是判断宝宝生病的重要因素。因为孩子不懂得假装，所以得病后的不舒服会明显反映在活动力的改变上。因此，父母应多观察孩子日常的活动力情况，比如，精神状况如何，孩子的作息时间和平常食量多少，活泼与否。一旦掌握了孩子健康时的情况，那么就能很容易地比较出生病时的不佳状况了。

精神改变主要表现为孩子突然变得很缠人，烦躁不安，为一件小事闹个没完，不讲道理或者精神委顿，无精打采，不爱活动，好睡。小婴儿的哭声变得微弱，甚至不哭，或者哭声急促，与平时响亮、清脆的哭声不同，这时就要想到孩子是否生病了。

婴幼儿患病早期还可表现为夜间易惊醒，入睡困难，哭吵，睡眠时呼吸比平常快，呼气声变粗，在排除小便、饥饿、过饱、睡前过于兴奋、午睡过长等因素外，就要考虑孩子可能生病了。

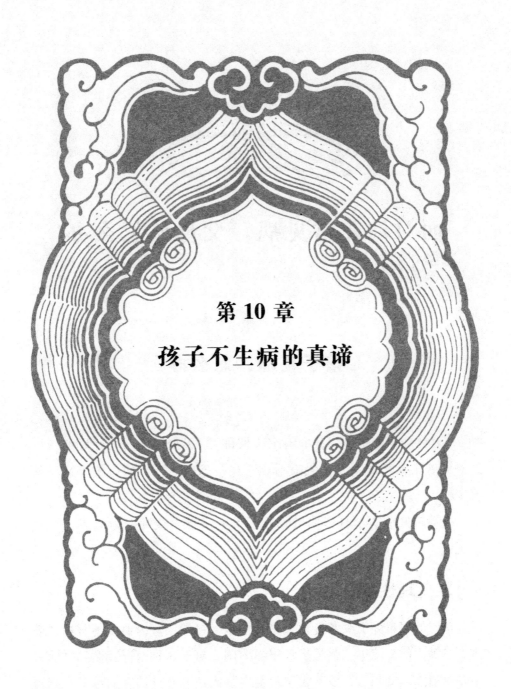

第 10 章

孩子不生病的真谛

第 1 节

面对幼儿常见病，父母该怎么办

孩子夜啼，怎么办

"天皇皇，地皇皇，我家有个夜哭郎。"不少孩子白天好好的，可是一到晚上就烦躁不安，哭闹不止。这是怎么回事，如何解决这一状况呢？

夜啼多见于 3 个月以内的幼小婴儿，小孩子夜啼一般有以下几种情况：

1. 生理性哭闹

孩子的尿布湿了或者裹得太紧、饥饿、口渴、室内温度不合适、被褥太厚等，都会使小儿感觉不舒服而哭闹。对于这种情况，做父母的只要及时消除不良刺激，孩子很快就会安静入睡。此外，有的孩子每到夜间要睡觉时就会哭闹不止，这时父母若能耐心哄其睡觉，孩子很快就会安然入睡。

2. 环境不适应

有些孩子对自然环境不适应，黑夜、白天颠倒。白天睡得很香，到了晚上就来了精神，若将孩子抱起和他玩，哭闹即止。对于这类孩子，做父母的应该把休息睡眠时间调整过来，必要时请教医生。

3. 白天运动不足

有的孩子白天运动不足，夜间不肯入睡，哭闹不止。对这样的孩子白天应增加其活动量，累了，晚上自然能安静入睡。

4. 午睡时间安排不当

有的孩子早晨起不来，到了午后 2 ~ 3 点才睡午觉，或者午睡时间过早，以致晚上提前入睡，半夜睡醒，没有人陪着玩就哭闹。对于这样的孩子早晨可以早些将其唤醒，午睡时间进行适当调整。

5. 身体不适

有些脾虚、心热型孩子经常会在夜间哭闹，父母要知道孩子啼哭的原因，并学会相应的按摩手法。

（1）脾虚型孩子的表现症状为夜间啼哭，啼哭声弱，腹痛喜按，四肢欠温，食少便溏，面色青白，唇舌淡白，舌苔薄白。可揉板门 300 次，推三关 50 次，掐揉四横纹 10 次，摩中脘穴 3 分钟。

（2）心热型孩子的表现症状为夜间啼哭，哭声响亮，面红目赤，烦躁不安，怕见灯光，大便干，小便黄，舌尖红，苔白。可清天河水，推六腑各 200 次，清小肠 300 次。

（3）惊恐型孩子的表现症状为夜间啼哭，声惨而紧，面色泛青，心神不安，时睡时醒，舌苔多无变化。可按揉神门、百会穴各 1 分钟；揉小天心 100 次，掐威灵 5 次，掐心经、肝经各 50 次。

（4）食积型孩子的表现症状为夜间啼哭，睡眠不安，厌食吐乳，腹胀拒按，大便酸臭，舌苔厚腻。可揉板门、运内八卦各 100 次，清大肠 300 次，揉中脘 3 分钟。

孩子便秘，怎么办

有些家长可能遇到过这种情况，孩子小小年纪已经便秘很长时间，每次大便都哼哼唧唧的。这可怎么办呢？其实，要解决这个问题并不难，只要了解了孩子便秘的原因，就可以迎刃而解了。

一般来说，小儿便秘是由以下原因造成的：

（1）没有养成定时排便的习惯。该排便时，孩子还在玩耍，抑制了便意，久而久之，使肠道失去了对粪便刺激的敏感性，大便在肠内停留过久变得又干又硬。

（2）饮食不足。孩子吃得太少，经消化后产生的残渣少，自然缺乏大便。

（3）食物成分不当。孩子所吃的食物中膳食纤维的含量太少，也容易造成便秘。

如果是第一种原因引起的便秘，那么父母应培养孩子定时排便的习惯，每天早晨和饭后半小时让孩子坐便盆，不论有无便意都要在便盆上坐上 10 分钟，一旦形成定时排便的习惯，不要随意改。

对饮食不合理引起的便秘进行饮食矫正。如果是正在哺乳的婴儿发生便秘，只要每天给其喂点米汤就可以了，当然必须滤去米汤中的米粒。此外，正在吃母乳的婴儿偶然发生便秘，与母亲吃辛辣的食物过多有关。这时，母亲的饮食要调整，避免摄入过多辛辣之物。

如果开始吃辅食的孩子发生便秘，父母可在饮食中添加西红柿汁、橘子汁、菜汁等，或把蜂蜜加在温开水中，每天给孩子喝一小杯，促进其肠道蠕动。

再大一些的孩子便秘时，父母可给其吃一些粗谷类的食物，比如红薯，还要多吃芹菜、韭菜等粗纤维蔬菜，多喝白开水，尤其在过多摄取高蛋白、高热量食物后，要及时喝水和吃果蔬，但不能经常给孩子吃香蕉。因为香蕉是寒凉之物，吃多了容易胃寒。

另外，孩子便秘时，可以给其揉腹，按摩完后，再让孩子喝上一杯温开水清洁胃肠，然后在室内多活动、多走走，也有助于改善便秘症状。

孩子打呼噜，怎么办

大人睡觉鼾声如雷的情况很常见，可是有些孩子睡觉也打呼噜，这就需要家长提高警惕了。一般来说，很多家长并没有把孩子打鼾这个问题当回事儿，有的家长还认为孩子打鼾是一件好事，以为是孩子睡得香的表现。实际上，打鼾有可能是一种疾病，而这种疾病如果得不到重视，会危害孩子体格及脑神经的发育。

孩子在睡眠中之所以会出现鼾声，主要是呼吸气流不畅的表现。气流不畅使得氧气不能充分进入体内，导致机体血氧水平减低。如果这种情况反复出现还可以造成孩子睡眠不连续，反复从睡眠中醒来，孩子就可能患有阻塞性睡眠呼吸暂停综合征。这种症状对孩子的身体健康有着很大的影响。首先，由于呼吸气流不畅，会引起孩子身体各部位出现缺氧状况，特别是大脑缺氧。幼儿的脑细胞正处于不断发育成熟的过程中，良好的睡眠是脑细胞能量代谢的重要保证。如果经常缺氧，睡眠质量不好，孩子的记忆力、认知能力和智力的发育就会受影响。其次，打鼾还会反复打断孩子的睡眠，影响正常的睡眠结构，造成深睡眠减少，浅睡眠增多。但是生长激素等重要的激素，都是在孩子深睡眠中呈脉冲式分泌的。如果深睡眠减少了，激素的分泌就会减少，孩子的身高也会受到影响。由于孩子正处于体格和脑神经的生长发育期，如果出现睡眠呼吸不正常，从某种程度上说，由此造成的危害比成人更大。

另外，充分的睡眠对于孩子神经系统的发育至关重要，睡眠障碍会使大脑经常出现缺氧状态，不仅使孩子智力发育不好，也可能影响到大脑的其他方面，甚至包括心脏。那么如何使孩子远离打鼾？这就需要家长从以下几点出发，让孩子彻底告别打鼾。

（1）控制孩子的体重。睡眠医学专家指出，减重是最根本的治疗方法。研究显示，只要体重减少3～5千克，就能有效控制打鼾。所以家长一定要注意孩子的体重。

（2）在睡觉的时候尽量让孩子侧睡。仰躺会增加打鼾的次数，因此最好采取侧睡。因为仰睡时，舌头容易滑到后方，阻塞住喉咙。另外，还要注意孩子的枕头不要太低，这样易使下颚向上抬，造成以口呼吸，导致打鼾。

（3）睡前避免吃安眠药。安眠药容易造成肌肉松弛，使打鼾的情况更严重。

（4）训练孩子经常深呼吸。这样可以使鼻道保持畅通，能很好地减轻打鼾。

（5）让孩子经常微笑。经常微笑有助于伸展舌头肌肉，可减少打鼾。

（6）常让孩子在闲时唱唱歌。有研究表明，多唱歌能改善打鼾状况，因为唱歌能锻炼声带附近的肌肉，让松弛的肌肉变得更有弹性。

（7）可以适当地给孩子使用呼吸辅助器。如果上述做法还是无效，家长可在孩子睡觉时给孩子戴上鼻罩，用呼吸辅助器协助治疗。目前最常使用的方法是：鼻腔连续呼吸道阳压。这种阳压呼吸器是利用持续性正压，将空气送进鼻咽，当咽喉里的气压足够时，就能撑开狭窄阻塞的呼吸道，有助于改善呼吸困难的现象，临床上治疗效果很不错。

（8）如果孩子的打鼾长期得不到改善，就要带孩子去医院接受外科手术。

此外，家长要注意增强孩子的身体素质，减少孩子患各种急慢性呼吸道传染病的几率，避免炎症引起的上呼吸道阻塞。

孩子口臭，怎么办

口臭是青少年中比较常见的症状。如果患上口臭，的确令人困窘和苦恼。因为一张嘴说话，口中便散发出一股浓重的气味，让人闻到了很不舒服，容易使人避而远之。口臭不是一种独立的疾病，而是一种症状。要消除口臭，首先要找出引起口臭的原因。

（1）食物性口臭：吃了葱、蒜、韭菜、鱼虾、羊肉等食物后，常可发生食物性口臭。不过，停用这些食物，口臭便会自然消失。用茶叶、枣放在口里细嚼一段时间，口臭便会减轻。

（2）腐败性口臭：这多是由于口腔不卫生引起的，像早晚不刷牙，饭后不漱口，堆集在牙龈缘上的牙垢和嵌塞牙缝里或龋洞内的食物残渣，发酵腐败后散发出变臭的气味。消除这种口臭，就要讲究口腔卫生。有了龋洞及时去医院治疗。有牙周病的孩子，由于牙周袋的食物残渣、坏死组织和脓液受到细菌作用后，产生吲哚、硫氢基及胺类，也可散发出腐败性口臭。只要对牙周病进行治疗，病变消除，这种口臭也会随着消除了。口腔内的坏死炎症，如坏死性牙龈炎、恶性肉芽肿等疾病，都会发生显著的腐败性口臭，这不是单纯的口臭问题，应对这些疾病进行治疗。

（3）脓性口臭：小儿鼻腔异物、萎缩性鼻炎、鼻窦炎、化脓性扁桃体炎、肺脓肿、支气管扩张等疾病的病灶处形成溃疡、糜烂、化脓，可引起口臭。消除病灶后，口臭也随之消失。

（4）馊性口臭：俗称酸性口臭，多见于孩子胃肠功能障碍所引起的一种消化不良症，常在嗳气时闻到这种气味。经治疗胃肠功能恢复后，口臭也会消失。

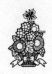

（5）烂果味口臭：见于糖尿病患者，呈丙酮气味或烂苹果气味。糖尿病治好后，这种口臭会随之消失。

家长可以从以下几个方面消除孩子的口臭。

（1）应培养孩子从小重视口腔卫生的习惯，让孩子做到饭后漱口，早晚刷牙。

（2）要注意饮食规律，不挑食。孩子应多吃蔬菜水果，粗细搭配，不挑食，不偏食，不暴饮暴食。

（3）要防止孩子消化不良。当出现消化不良时，可适当服用一些助消化和胃肠动力药。

（4）注意预防并及时治疗龋齿及牙齿排列不齐。少吃甜食，特别是睡前不吃甜食，多吃耐嚼的食品。

（5）选用漱口水。用中药芦根、薄荷、藿香煎液，或1%的双氧水、2%的苏打水、2%的硼酸水等，选择其中一种含漱，可减轻或消除口臭。

孩子持续性口臭延误不得，要找医生做仔细检查，找出病因，对症下药，方可消除口臭。

孩子口腔溃疡，怎么办

小孩子患上口腔溃疡，是身体阴阳失衡、上火的典型表现，它虽不是什么重病，但却会给孩子的生活带来不便与痛苦。

如果孩子是因为吃东西上火引起的口腔溃疡，可以用西红柿来治疗。西红柿是蔬菜、水果中含维生素和矿物质最多的，治疗内热上火效果特别好，方法是：将西红柿去皮，切成小块，拌上白糖连吃2次。

另外，口腔溃疡的孩子还可以食用绿豆鸡蛋花。方法是将鸡蛋打入碗内拌成糊状，绿豆适量放入陶罐内冷水浸泡十多分钟，放火上煮沸约1.5分钟（不宜久煮），这时绿豆未熟，取绿豆水冲鸡蛋花饮用，每日早晚各一次，治疗口腔溃疡效果好。

如身体亏虚和寒湿较重所致的口腔溃疡，经常会反复发作，这时要在饮食上忌掉所有的寒凉食物，另外还要用艾叶煮水泡脚，将虚火引下去，一般泡一两次就好了。

胃有火气、肝热，就很容易患口腔溃疡，有时还会伴随口臭。如果想简单地治好口腔溃疡，就每天坚持敲15分钟腿内侧的肝经和腿外侧的胃经。只要肝平了，胃好了，孩子的口腔溃疡自然就会好了。

孩子流口水，怎么办

流口水经常发生在 3 岁以下的孩子身上。刚出生的宝宝是不会流口水的，因为他们的唾液腺不发达，分泌的唾液较少，宝宝嘴里没有多余的唾液流出，加上此时宝宝的主食是奶，对唾液腺的刺激不大。

宝宝流口水常发生于断奶前后。婴儿长到 6 个月以后，身体各器官明显地发生变化，此时婴儿所需营养已不能局限于母乳，要逐步用米糊、菜泥等营养丰富、容易消化的辅食来补充。有些母亲用母乳喂养孩子到 15 个月以上才断奶，断奶后再喂辅食，这样的孩子脾胃就比较虚弱，容易发生消化不良，这时候小儿流涎发生率最高。

此外，宝宝长牙或患口腔黏膜炎症时，也特别容易流口水。

父母应注意观察宝宝的表现，找出流涎原因，如果是因长牙或口腔黏膜炎症引起的流涎，父母可不必太担心。如果孩子经常流口水，父母就要注意了。

中医认为经常流涎，易耗伤孩子的津液，孩子常因先天不足、后天失调、脾胃虚寒而发病。如果父母给孩子补脾经、肺经、肾经各 300 次，推三关 300 次，摩腹 3 分钟，捏脊 3~5 遍，效果会很好。

在给孩子按摩的同时，父母还要注意从饮食上给孩子加以调整。下面两道食疗方对治疗孩子流涎效果很不错。

（1）赤小豆 100 克，鲜鲤鱼 1 条约 500 克。将赤小豆煮烂取汤汁，将鲤鱼洗净去内脏，与赤豆汤汁同煮，放黄酒少许，用文火煮 1 小时。取汤汁分 3 次喂服，空腹服，连服 7 日。

（2）米仁 100 克，生山楂 20 克（鲜的更好），水 650 毫升。文火煮 1 小时，浓缩汤汁分 3 次服食（1 日），空腹服，连服 7 日。

孩子呕吐，怎么办

很多父母可能都遇到过这样的情况，无论是米糊，还是牛奶，辛辛苦苦喂宝宝吃下去，结果没多久就被宝宝全吐了出来。这时候，父母的第一反应就是赶紧想办法给孩子止吐。事实上，我们在给孩子止吐前，一定要先搞清楚呕吐的真正原因，否则就可能造成不良后果。

对于哺乳期的婴幼儿来说，喝奶太急、吃得过饱，吸奶时吞入少量空气等都会造成吐奶现象。孩子吐奶时，只要把孩子抱起，轻轻拍拍孩子的背就可以了。对于大一点的孩子，要看其是消化不良还是吃了不洁或变质的食物，或者有其他诱发因素。如果孩子是因为吃了有毒食物而呕吐的，就不能止吐，反而还应该催吐，因为呕吐是治疗食物中毒的一种自然疗法，简单、实用、有效。

在某些情况下，呕吐可能是身体不佳的一个信号。具体来说，主要有以下几种情况：

1. 脾胃消化功能出问题

孩子先天脾胃虚弱，或者吃得过多，过食生冷油腻、不洁等食物损伤了脾胃的消化吸收功能，导致胃肠不消化，胃气不能顺畅运行，上逆而呕吐。此时，一定要增强孩子脾胃，每天给孩子摩腹和捏脊，调整孩子饮食，避免其吃得过多，并戒除一切寒凉油腻之物。

2. 脾胃虚寒

孩子体质虚，尤其是脾阳不振，水谷熟腐运化不及，故饮食稍有不慎即吐，时作时止，平时手足不温，大便稀薄，倦怠乏力。如果是这种原因引起的呕吐，可以给孩子喝些生姜红糖水，并注意保暖，避免其受凉。

3. 胃阴不足

此种呕吐的特点是反复发作，时作干呕，口燥咽干，其原因是平素胃热盛，胃火耗伤了胃阴，以致胃失濡养，不能不降，所以呕吐时作。对此，可以给孩子多喝一些绿豆汤、莲子汤、藕粉、梨汁、荸荠汁、鲜果汁等，或用鲜芦根、麦冬泡水代饮，从而清养胃阴。

孩子生鹅口疮，怎么办

中医认为，脾开窍于口，口部的疾病多由脾功能失调引起。所以孩子得了鹅口疮，做父母的可以给孩子清天河水 300 次，推六腑 300 次，清肝经 300 次，清心经 300 次，清胃经 50 次，揉板门 50 次。然后，从横纹推向板门 20 次，按揉大椎穴 1 分钟。

如果孩子有如下症状：口腔黏膜布满白屑，白屑周围红晕较甚，伴心烦口渴、面赤、口臭、大便干结、小便短赤、舌尖红、苔黄。说明孩子心脾郁热，要清脾经 200 次，清心经 500 次，推下七节骨 300 次，按揉心俞、脾俞各 1 分钟。

如果孩子有下列症状：口腔黏膜布满白屑，周围红晕色淡，伴面色白、身体瘦弱、四肢欠温、口唇色淡、大便溏薄、小便清长、舌质淡、苔白腻，则是脾虚湿盛，要摩中脘 5 分钟，补脾经 300 次，揉板门 100 次，按揉脾俞、胃俞穴各 1 分钟，按揉足三里穴 1 分钟。

此外，父母一定要注意孩子的口腔卫生，哺乳的妈妈，喂奶前把乳头擦洗干净，食具应严格消毒。多让孩子饮水，不要给其食用过冷过热及过硬的食物，以减轻对口腔黏膜的刺激。

孩子生痱子，怎么办

痱子一般可分为红痱（一般痱子）和白痱（痱毒）。痱子常见于儿童，表现为红色的疱疹，不易破溃，自觉瘙痒。气候凉爽时，痱子可迅速自愈。痱毒常见于新生儿，表现为疱疹较少，疱液清澈透亮、易破，常见于额部、颈、胸背上部、手臂曲侧等处，一般不痒。

痱子的发生与天气热、出汗多有密切的关系，除此之外，室内通风条件不好，孩子的衣服不够宽松，孩子爱哭、好动，还爱让母亲抱在怀里等因素都会导致孩子出汗多而又蒸发不掉，这样，汗液较长时间地浸渍着皮肤，使表皮发胀，汗腺在皮肤的开口口径变小，汗液多而排不出，越积越多，甚至把汗管胀破，汗管周围的皮肤受到汗液的刺激而发生轻微的炎症，这就产生了痱子。

痱子主要用外用药进行局部治疗。先用温水把病患部位洗净，揩干后扑以痱子粉或擦上痱子水，或用"十滴水"给孩子洗澡。

饮食上，父母可多给孩子吃清淡、易消化的食物，比如粥类的食物；多吃新鲜蔬菜、水果，如绿叶菜汁、胡萝卜汁、新鲜果汁和西红柿汁等；还可以吃新鲜菜泥、果泥。这些食物中含有丰富的维生素，可以调节婴幼儿生理功能，减少皮肤的过敏反应。此外，不可给孩子吃鸡蛋、鱼虾、蟹等发物以及辛辣食物，如辣椒、生姜和生蒜。

此外，当孩子已经生痱子时，为使孩子少受痱子之痒的苦楚，父母一定要注意以下几点：

（1）禁止孩子搔抓。经常搔抓往往会引起细菌感染，变成痱毒和脓疱疮。

（2）禁止孩子脱衣。经常脱光衣服，会使皮肤少了一层保护，更容易受不良刺激，使痱子只增不减。

（3）孩子的衣服不可过于窄小。小儿的夏衣应柔软宽大，便于汗水蒸发。如果衣服窄小或质地过硬，会不断地摩擦刺激皮肤。

（4）避免随便使用痱子粉、花露水。使用某个牌子的痱子粉，先要试验一下孩子是否对其过敏。在使用中，痱子粉和花露水最好不要混用。

育儿小贴士

夏季天气炎热，父母做到以下几点，能很好地防止孩子生痱子：

1. 要给孩子勤洗澡，勤换衣服，衣服宜松软宽大。

2. 保持孩子皮肤清洁干燥，常用温热毛巾为其擦拭汗水，勤扑痱子粉。

3. 居住处应通风凉爽，衣被不宜盖过多。

4. 不要总把孩子抱在怀里，这样会增加孩子的体温与排汗量。

5. 晚上睡觉不要让孩子直接睡在凉席上，应铺上被单或毛巾毯，这样汗液易被吸收，也利于消毒。

6. 平时常以绿豆、金银花、薄荷煎水，加糖代茶饮。让孩子多吃西瓜、冬瓜汤等清凉食品。

孩子肥胖，怎么办

肥胖不是福，家长要从小控制孩子的体重，千万别让孩子登上"肥胖排行榜"。如果孩子已经成了小胖墩，甚至影响到健康，父母就要想办法帮其减肥。

给小胖墩减肥，虽然比成年人减肥要吃力，但为了孩子的健康成长，父母还是应该努力做到以下几点：

（1）照顾好孩子吃饭。不要给孩子吃肥肉，让他少吃糖和含淀粉过高的食物，避免用油炸、油炒等烹饪方法。孩子吃饭的时候要规规矩矩地坐在饭桌旁吃，要细嚼慢咽，不要让孩子边做事情边吃饭。如果孩子不想吃了，不要强迫他吃完。

（2）孩子的锻炼计划。鼓励孩子多参加户外运动，根据孩子的年龄大小，每次运动 10～30 分钟，1 周至少 4 次。注意运动量要合理，根据孩子的能力和体力因人制宜，不能让孩子过于疲劳，运动量不宜过大，因为这样会增大孩子的食量。

（3）孩子的零食。零食是孩子减肥的拦路虎。孩子都喜欢吃零食，有些零食含有大量的糖，营养少且热量高。因此，当孩子要吃零食的时候，最好用水果代替，甚至可以拒绝孩子的要求。饭前和晚餐后不要给孩子吃零食。

（4）孩子的情绪。研究表明，人情绪不好也会导致肥胖，因此要注意孩子的情绪。如果孩子的情绪不好，不仅会影响消化，而且会增加孩子选择甜食的机会。

（5）孩子的睡眠。餐后不能立刻睡觉，要让孩子多玩一会。这样可以促进孩子的消化，并且消耗热量，避免过多热量沉积在体内直接转化为脂肪。

　　有的父母认为应该控制孩子的脂肪摄入量，就让孩子少吃猪肉，改吃素菜。其实不然，如果炒的素菜放了太多的食用油，同样也可能导致脂肪超标。比如 1 份素炒青菜放上 1 大勺油，就相当于吃了 50 克肥肉。

　　一般来说，我们平时在烹饪食物的时候，为了追求口感和营养，都会放入大量食用油。不管是植物油还是动物性油脂，在体内一样都会转化为能量，多余的就会转化为脂肪。因此，在平时的烹饪中，要注意食物不能过油。

孩子感冒了，怎么办

感冒是孩子的常见病，一年四季都可能发生，加上治疗感冒药物的增多，许多家庭都备有"小药箱"。当孩子感冒时，父母可能就会拿出家里储存的感冒药给孩子吃，这样一来症状也许会暂时得到缓解，但病毒的根子却潜伏在体内，导致疾病反复发作。同时，由于孩子的身体还非常娇弱，药的"毒性"还会带来难以估量的伤害。因此，为孩子的健康着想，父母一定要用"绿色疗法"来治疗幼儿感冒。

孩子感冒多是因为受凉引起的，白天衣服穿得少、玩耍时出汗了脱衣服、没穿鞋子光脚走路、吃寒凉的东西太多、晚上蹬被子等都会导致孩子受凉。这时你可以给孩子喝姜汤茶或葱白粥。

1. 姜糖茶

材料：生姜10克，红糖15克。

做法：将老生姜洗净，切丝，放入大茶杯内，冲入滚开水，盖上杯盖，泡10分钟以上，加入红糖调味。温热一次服完，服后卧床盖被取微汗。

功效：发汗解表，祛风散寒，适用于小儿感冒初起，发热恶寒，头痛身痛，口不渴。

2. 葱白粥

材料：粳米30~50克，葱白3寸长3段。

做法：用粳米煮粥，临起锅时放入葱白，不拘时食，食后盖被得微汗则愈。

功效：解表散寒，适用于风寒束表而致的恶寒、发热、头痛鼻塞、无汗体痛等症。

此外，在孩子感冒期间，父母一定要注意让其卧床休息。孩子的居室要保证空气新鲜湿润，防止空气干燥，因为尘土飞扬刺激患儿的鼻子和咽喉，可引起咳嗽。此外，还要给孩子吃清淡易消化的半流食，如稀小米粥、鸡蛋汤等，多让孩子喝水，吃青菜、水果。

育儿小贴士

虽然西瓜确实有清热解暑、除烦止渴、泻火的功效，但在孩子感冒的初期千万不能让他吃西瓜。因为感冒初期在中医里属于表征，应采用使病邪从表而解的发散办法来治疗。如果表未解千万不能攻里，否则会使表邪入里，导致病情加重。而病邪在表之际，吃西瓜就相当于服用清内热的药物，只会引邪入里，使感冒加重。不过，当孩子感冒加重，并且出现口渴、咽痛、尿黄赤等热症时，在正常用药的同时，是可以吃些西瓜的，这也有助于感冒的痊愈。

孩子发热了，怎么办

只要孩子发热时精神不是很差，温度没超过 39.5℃，家长也可以自己处理。一般而言，孩子发烧有个规律：如果发烧时手脚冰冷、面色苍白，则说明孩子的体温还会上升；而如果孩子手脚变暖，出汗了，就说明体温不会再上升。家长遇到孩子发热时的处理方法有以下几种：

（1）一岁半以内的婴幼儿，前囟门还未完全闭合，家长可以在孩子睡着后，用手心捂住孩子的前囟门，一直捂到孩子的头微微出汗。这时，家长再把宝宝叫醒，多给喂一些温开水或红糖水，宝宝很快就能恢复如初。另外，在给宝宝用手心捂前囟门时，家长千万不要着急，最好是由孩子爸爸来操作，男士的热量大，易使宝宝出汗。

（2）多数孩子是受凉感冒引起的发热，发热时手脚发冷、舌苔发白、面色苍白、小便颜色清淡，家长可以用生姜红糖水给孩子祛寒，效果是不错的，如果在生姜红糖水中再加上 2 ~ 3 段切成一寸长的葱白，效果会更好。若孩子怕辣，可以在给孩子煮的稀饭里面加上两片生姜、两段葱、几滴醋，煮好后，去掉姜、葱，喂给孩子吃，能祛寒、发汗，退热的效果不错，孩子也愿意吃。家长可以一天给孩子喂 2 ~ 3 次，孩子退热后就不要加葱了，舌苔不再发白时，姜也可以不放。

（3）如果孩子发烧时手脚不冷，但面色发红，咽喉肿痛，舌苔黄或红，小便颜色黄、气味重，眼睛发红，则说明孩子身体内热较重，就不能喝生姜红糖水了，家长应该让孩子大量喝温开水，也可以在水中加少量的盐，冲成淡盐开水给孩子喝，能消内热。孩子只有大量喝水，多解几次小便，让身体的内热随着尿液排出，体温才会下降，上火的症状也才会好转。

（4）如果孩子白天、晚上都发热，则说明体内有内热或炎症，家长可以用苦瓜切成薄片，取 10 片，加水煮 5～10 分钟后给孩子喝，一天 2～3 次，到孩子白天不发热时，就不要再喝了。同时尽量给孩子多喝水，吃新鲜的水果，饮食要相对清淡，不能吃鱼、虾，只能吃其他肉类及蔬菜。

（5）如果孩子白天体温正常，一到傍晚就升高，到早晨又退热，说明孩子发热是身体内寒重及亏虚引起的，这时仍要给孩子喝生姜红糖葱水，最好再配合艾叶水泡脚祛寒，而且可以让孩子喝肉汤和淡淡的鸡汤。固元膏可以一天吃 2 次，一次小半勺，给孩子及时补充营养，同时让孩子多喝水。

（6）对于 2 岁以上的孩子，家长可以帮孩子按摩。先搓孩子的脚心，把热往下引，等脚搓热了，再搓小腿，上下来回搓，把小腿搓热后，再搓孩子的小手、胳膊、后背和耳朵，最后搓孩子头顶正中的百会穴。

家长在帮孩子按摩时不可太用力，要轻轻地搓，搓的速度不能太快，要一下一下慢慢地搓，不能着急，一边搓，一边让孩子多喝些温开水。如果孩子烧还不退，可用温水把孩子全身擦一遍，用毛巾把孩子的皮肤擦红、擦热，让孩子的身体自行散热。如果孩子还是手脚发凉，则说明受寒较重，家长可连续给孩子多喝几次生姜红糖葱水，这样处理后，孩子多半都能降温。

上面说的是家长可以自行处理的小儿发热，但有些情况是必须送医院的，若孩子患感冒、发热后出现以下症状便应及时送医院治疗。

（1）高烧 39.5℃ 以上。

（2）孩子已不能喝水，或出现惊厥。

（3）孩子精神差，嗜睡或不易叫醒。

（4）孩子呼吸时有喉喘鸣声。

（5）感冒后孩子呼吸加快（2 个月以下的小婴儿呼吸次数每分钟 ≥ 60 次，2 个月至 1 岁的儿童每分钟呼吸 ≥ 50 次，1～4 岁的儿童每分钟呼吸 ≥ 40 次），可能引发了轻度肺炎。

（6）孩子呼吸加快并出现上胸凹陷（指孩子吸气时胸壁下部凹陷，这是由于肺部组织弹力差，吸气费力所致；若孩子吸气时仅有肋间或锁骨上方软组织内陷，则不是胸凹陷）。有此特征说明孩子已经出现了较明显的呼吸困难，可能是重度肺炎。

育儿小贴士

治疗小儿发热，可采用以下食疗方——胖大海蜂蜜茶。

材料：胖大海2枚，蜂蜜适量。

用法：将胖大海与蜂蜜同放入杯中，加入沸水盖上盖子泡10分钟，滤成清液后频繁服用。

功效：清热利咽。适用于风热咽喉肿痛，声音嘶哑，发热无汗或有汗，哭啼吐乳等症。

孩子咳嗽，怎么办

听到孩子咳嗽，父母总是很揪心。其实，有时候孩子咳嗽是一件好事，因为咳嗽是人体清除呼吸道内刺激性黏液及其他分泌物的方法，是保护呼吸道的一种反应。鉴于此，父母应该了解孩子的几种咳嗽类型，这样才知道什么情况下该担心，什么时候则无须挂念。

1. 早上起来时偶尔的干咳。小孩子早上起床时咳嗽几声，是一种正常的生理反应，通过咳嗽，可以把晚上积存在呼吸道中的"垃圾"清理出来。咳嗽同时往往伴有咳痰，痰就是"垃圾"，所以家长不必担心。

2. 经常干咳，不分昼夜。有些孩子总是干咳，虽然孩子自己不觉得难受，但父母听着非常揪心，其实孩子干咳是感冒后身体虚弱的表现，父母要给孩子加强营养，让孩子多吃容易消化、营养丰富的新鲜食物，多吃些牛肉、鸡汤等，每天给孩子摩腹20次，捏脊5遍。

3. 强烈的干咳，通常发生在午夜，白天轻，晚上严重。有时孩子吸气的时候会发出刺耳的喘鸣，这种声音类似于孩子长时间大哭之后的抽泣。这可能是一种传染性病毒感染引起的假膜性喉炎，这种病毒通常侵袭半岁至三岁的孩子，父母应及时带孩子去医院。此外，父母可以抱着孩子，在充满蒸气的浴室里坐5分钟，潮湿的空气有助于帮助孩子清除肺部的黏液，平息咳嗽。孩子晚上咳嗽时，父母可以在确保孩子暖和的情况下打开卧室窗户，让新鲜的空气进入房间，较为潮湿的冷空气有助于缓解呼吸道膨胀的症状。

4. 孩子若是久咳不愈、食欲不振，比较容易疲倦、身形较为消瘦，父母可以采用下列按摩法帮助孩子早日恢复健康。

（1）补脾经300次。

（2）补肺经 300 次。

（3）揉膻中 50 次。

（4）推攒竹 50 次。

（5）推三关 100 次。

5. 咳嗽中有痰、怕冷、头痛、鼻塞、流鼻涕、喉咙痛时，父母可以采用下列按摩手法帮助孩子度过不适期。

（1）清肺经 300 次。

（2）揉膻中 100 次。

（3）推攒竹 50 次。

（4）揉小横纹 100 次。

（5）揉迎香 30 次。

（6）推三关 100 次。

6. 嗜睡，流鼻涕，流眼泪，咳嗽时带痰，不伴随气喘或是急促的呼吸。这可能是普通感冒引起的，父母要多给孩子喝温开水，按照上面治疗感冒的方法去做即可。

7. 猛烈而沙哑的阵咳，呼吸一次阵咳多达 25 下，同时孩子用力吸气的时候会发出尖锐的吼鸣声。这样的孩子可能患上了百日咳，父母要及时带孩子去医院，由医生诊断后再进行相应的治疗。

育儿小贴士 ❧❧

治疗小儿咳嗽，可采用以下食疗方——杏仁粥。

材料：杏仁 20 克去皮尖，白米 50 克。

做法：煮米成半熟时入杏仁，继续煮成粥即可。早晨起床后当做早餐，服用时可加白糖调味。

功效：适用于外感风寒、肺胃失调所引起的咳嗽吐痰，气逆喘息，大便干或咳嗽吐食等症止咳调中。

孩子哮喘了，怎么办

小儿哮喘是一种气道慢性炎症性疾病，一年四季都可能发病，常在夜间和清晨发作加剧，故患儿常常睡不好，严重时还会出现大汗淋漓、不能平卧、四肢发凉、颈部静脉怒张等，甚至危及生命。孩子哮喘是令父母非常困扰的一件事情，然而要想远离哮喘，让孩子每天晚上安安稳稳的睡觉，并不是一件难事。

孩子哮喘有先天和后天之分。对于先天性哮喘，做父母的一定要做好平时的预防工作，不要等到发病时才急急忙忙去治。孩子先天性哮喘的预防法则如下：

首先，饮食上要掌握"六不过"原则，即进食不宜过咸、过甜、过腻，不过激（如冷、热、辛、辣之食等），不过敏（如海鲜、牛奶、鱼虾等），应视孩子过敏情况而定，此外还不宜过饱。

其次，提高孩子的免疫力。先天性哮喘的孩子体质比较差，气血两虚，父母应通过饮食或让孩子做一些运动以改善体质，提高免疫力。比如多给孩子吃补气血的食物，经常给孩子按摩，多做呼吸操，多让孩子游泳等。

最后是注意环境卫生。多给孩子的居室通风，不带孩子去人多的地方。

孩子后天性哮喘，又分寒、热型哮喘两种。孩子哮喘时，如果手不冷，舌苔不白，但面色发红，小便发黄，那就是风热型。父母要给孩子多喝淡盐水，帮孩子搓脚心 50 下，将虚火引下去，还要记得不要给孩子吃容易上火的食物，这样哮喘很快就会好转。

还有很多孩子表现为舌苔发白，痰液较稀、白黏，兼有鼻塞流涕等的风寒型哮喘。所谓"风寒型哮喘"，多是因为孩子感冒、咳嗽时没有得到及时治疗，或者是受凉，体内寒湿较重引起的。父母若能及时治愈孩子的咳嗽，避免孩子受凉，那么哮喘是没有理由发作的。对于风寒型哮喘，父母可选择食疗的方法解决。

（1）米醋适量，鸡蛋2个。鸡蛋煮熟去壳，放入米醋中浸泡。食蛋，每次1个，每日2次。

（2）核桃肉1枚，白果仁10克（炒去壳），生姜3片，水煎服。

（3）生姜汁适量，南杏仁15克，核桃肉30克，捣烂加蜂蜜适量，炖服。

（4）白果仁10克（炒去壳），冰糖5克，共捣碎，开水冲泡，每日1~2次。

另外，还有些孩子是过敏性哮喘，这与孩子气血肾三虚有关，父母应给孩子加强营养，多让孩子喝温开水，同时避免让孩子接触过敏源。

孩子腹泻了，怎么办

腹泻是孩子的常见病之一。一般来说，孩子腹泻多是因受寒凉引起的，如天气变凉时，未及时添加衣服，腹部受冷，吃了过多的寒凉食物，光脚走路，晚上睡觉时没盖好被子等。作为父母，一定要根据小儿腹泻的不同原因，采用不同的调理方法。

1. 受寒引起孩子腹泻

首先祛除体外的寒凉，注意给孩子保暖；其次是去掉体内的寒凉，临睡前给孩子泡脚，并按摩脚底的涌泉穴。另外，还要多给孩子吃一点米汤之类温平的食物，比如大米汤、糯米汤、玉米汤、小米汤等，给孩子喝的米汤不要太稠也不要太稀，饮用的次数和量也要视腹泻的次数而定，与腹泻次数成正比。

2. 饮食不当引起孩子腹泻

孩子发育快，身体需要更多的营养，但孩子的咀嚼功能很弱，消化系统负担较重，加之神经系统调节功能不成熟，所以容易因饮食不当而引起腹泻。如果是这种情况，你应该及时给孩子调整饮食，多给孩子吃稀烂软的流食，避免过多固体食物的摄入。

3. 细菌感染引起孩子腹泻

这类腹泻多发于夏秋季，常由饮食不洁、病原体侵入所致，也就是俗话说的"病从口入"。对此，你应定时给孩子的餐具消毒，注重饮食卫生。

腹泻容易造成孩子体内水分丢失，如不及时补充，会造成脱水休克。因此，在孩子腹泻时，你必须及时给孩子补充水分，可以在白开水中加少许盐，饮用时坚持少量多次的原则，以免引起孩子呕吐。

　　除此之外，你还可以根据孩子腹泻时的不同症状，给孩子做一做按摩。

　　（1）孩子排便次数增多，大便清稀多沫，色淡不臭，伴有肚子痛、咕噜叫的肠鸣时，可以给孩子补脾经300次，补大肠300次，逆时针摩腹2分钟，推上七节骨300次，揉龟尾300次，推三关100次。

　　（2）如果孩子的腹泻症状反复发作，大便清稀，胃口不佳，父母可以给孩子补脾经300次，补大肠200次，逆时针摩腹2分钟，推上七节骨100次，揉龟尾50次，推三关100次。

孩子患上花粉过敏症，怎么办

春季，有的孩子在晴天外出游玩时，不是流鼻涕、打喷嚏，就是流眼泪、浑身痒，这是怎么回事呢？其实，这就是我们常说的"花粉过敏症"。因此，春季儿童宜防花粉过敏症。

现代医学研究认为，春季发生的"花粉过敏症"表现主要有三：

第一种是表现在鼻子上。患儿鼻子特别痒，突然间连续不断地打喷嚏，喷出大量鼻涕，鼻子堵塞。这是"花粉性鼻炎"。

第二种是表现在喉咙里。患儿阵发性咳嗽，呼吸困难，有白色泡沫样的黏痰，突然地哮喘，越来越重，过一会儿又好了，跟正常人完全一样。这是"花粉性哮喘"。

第三种是表现在眼睛上。孩子眼睛发痒，眼睑肿起来，有水样黏液脓性分泌物出现。这是"花粉性结膜炎"。

据有关专家的调查研究，在大自然当中，有数不清的花草树木，但是，能引起特异体质过敏的花粉，却是极少数，以风媒花为主。而且这种病的发病率还与绿化程度有关。

研究认为，春季气候的变化，对花粉的影响明显。春季树木类花粉的形成与气温有关（气温高，光照强，花粉形成多）；春暖花开时节，气温高、空气干燥、风速大，花粉的扩散量就大。所以，在春季花粉扩散高峰期，特别是在风天或天气晴好的日子，家长应尽量少带有过敏体质的孩子外出，到公园等地宜避开花朵茂盛的景点，赏花、拍照应尽快并选择上风向的位置。

那么什么天气宜带过敏儿童外出？霏霏细雨的时候最好，此时空气中的花粉已经被雨水彻底带走，过敏儿童的病情也会明显好转。

孩子患上桃花癣，怎么办

每到春暖花开的季节，不少孩子的面部周围及双手手背常会出现一片片红斑，上面有细碎的糠状鳞屑，有的奇痒难忍，夜间尤甚。因该病在桃花盛开的季节容易发生，所以，民间给它取了个好听的名字：桃花癣。这种"癣"多见于儿童。因此，春季儿童宜防桃花癣。

现代医学研究证实，桃花癣不是由真菌感染所致。一般认为，它是一种接触性皮炎，也称过敏性皮炎，或叫颜面再生性皮炎，主要是由于空气中的花粉、灰尘等物质飘落在皮肤上，经日光照射溶解后，被皮肤吸收而发生变态反应。另外，儿童自主神经功能不健全，经常便秘、消化不良、维生素缺乏、肠道寄生虫感染，等等，也常常是本病发生的诱因。

发病时不吃刺激性食物，如生葱、辣椒、生蒜等，以防病情加重。一旦发病，可外用硅霜、苯海拉明霜，严重的可用皮康霜、醋酸祛炎松、尿素软膏等。

预防小儿桃花癣的措施是：一方面孩子外出归来要把落在脸上、颈部、手背的花粉、灰尘等过敏性物质清洗干净，以减少致病的机会。注意在洗脸的过程中，不要用碱性强的肥皂，以免刺激皮肤。另一方面儿童外出春游应尽量避免风吹日晒，要多吃水果、蔬菜，以保证多种维生素的供给。

孩子尿床，怎么办

大多数孩子到两周岁半，晚上就不再尿床了，如果孩子过了 5 周岁，晚上还会尿床，就是遗尿。

一般来说，引起遗尿的原因主要有以下几种：

（1）睡眠过深。遗尿的儿童晚上都睡得很深，叫也叫不醒，即使叫醒了，往往还是迷迷糊糊，尿了床也不知道。由于睡得太深，以致大脑不能接受来自膀胱的尿意，因而发生遗尿。

（2）心理因素。亲人突然死亡或受伤、父母吵架或离异、母子长期分离、黑夜恐惧受惊等原因均可导致孩子遗尿。

（3）脾胃虚弱。孩子脾胃虚弱，功能紊乱，导致膀胱气化功能失调，从而引起遗尿。

针对前两种情况，父母要做的是：

第一，帮助孩子建立合理的作息时间。不让孩子白天玩得太累，中午睡 1～2 个小时，晚饭少喝汤水，睡前让孩子小便一次，夜间可叫醒两次，让孩子起来小便。坚持一段时间，形成条件反射，也就养成了习惯。

第二，解除孩子的精神负担。一般来说，孩子 3 岁以后就开始懂事了，作为父母应该对孩子劝说、安慰，使孩子知道这是暂时性的功能失调，可以治愈，从而解除精神负担，建立治愈的信心。

如果是脾胃虚弱引起的遗尿，就要从健脾胃做起，多吃一些养胃健脾的食物，让孩子养成合理的饮食习惯。此外，用食指和中指自上而下推动孩子的七节骨，也可以有效治愈孩子的遗尿。

孩子生长痛，怎么办

"生长痛"是指孩子的膝关节周围或小腿前侧疼痛，这些部位没有任何外伤史，活动也很正常，局部组织也无红肿、压痛。经过医院检查之后，若孩子患有其他疾病的可能性被排除了，即可以被认为是"生长痛"。

最近一段时间，乐乐不知怎么了，每天吃完晚饭后就开始喊腿疼，特别是到了晚上，疼痛就会加重，有时候还会从睡眠中疼醒。可是到了第二天早晨疼痛就消失得无影无踪，乐乐照样能跑能跳，丝毫没有生病的迹象，这让家长很是费解。

乐乐的妈妈总害怕孩子得了什么病，就带乐乐去医院检查，医生的话让她安心不少，原来乐乐的这种疼痛是典型的"生长痛"。这个时期的孩子处于生长发育阶段，代谢旺盛，而发育生长对骨膜的刺激会引起腿关节酸痛的不适感觉。"生长痛"易发于 3 ~ 12 岁的幼儿（根据统计数字以男宝宝居多），因为这个年龄段的孩子活动量相对较大，长骨较快，与局部肌肉筋腱的生长发育不协调，从而导致了生理性疼痛的发生。不过生长痛是暂时的，过段时间就会消失，家长不必过于担心。生长痛通常表现在以下三个方面：

（1）生长痛常表现为下肢疼痛。生长痛最常发生的部位在膝、小腿和大腿的前面，偶尔会在腹股沟区，疼痛一般在关节以外的地方。

（2）还会表现为肌肉性疼痛。生长痛一般都是肌肉疼痛，不会是关节或骨骼的疼痛。疼痛的部位也不会有红肿或发热的现象。

（3）生长痛常发生于夜间。生长痛最大的特点就是几乎都在晚上发生。因为白天孩子的活动量比较大，就算感到不舒服，孩子也可能因为专注于其他事物而不易察觉。等到晚上孩子休息下来的时候，疼痛的症状就会让孩子感到特别不舒服，甚至难以忍受。

在确定是"生长痛"之后，家长可以通过以下方法缓解孩子疼痛。

（1）可以通过一些孩子感兴趣的东西，适当转移其注意力。家长可以多花一些时间来陪孩子，以讲故事、做游戏等方法来吸引孩子注意力，从而转移孩子对疼痛的感觉。对于这个时期的孩子家长要比平时更加温柔体贴，因为家长的鼓励和精神支持，对孩子来说才是最重要的镇痛良方，有时甚至比药物还有效。

（2）可以对孩子生长痛的地方进行局部热敷、按摩。在孩子生长痛的地方，家长可以用热毛巾进行热敷，这样不但能缓和孩子的紧张情绪，还可以缓解疼痛带来的不适感觉。家长还可以对孩子痛的地方进行按摩，但一定要注意揉捏的力度。

（3）尽量减少孩子的剧烈运动。虽说生长痛不是病，不需要让孩子躺在床上养着，但也要适当地控制孩子的运动，应该注意让孩子多多休息，让肌肉放松，这样可以减少疼痛。

（4）适当注意给孩子补充营养。首先让孩子多摄取能促进软骨组织生长的营养素，如牛奶、核桃、鸡蛋等，都含有弹性蛋白和胶原蛋白。其次是多补充维生素 C，维生素 C 对胶原合成有利，平常应该让孩子多吃一些富含维生素 C 的蔬菜和水果，如青菜、韭菜、菠菜、柑橘、柚子等。

孩子患上假性近视，怎么办

近年来，儿童近视眼患病率呈不断上升趋势。发生近视除遗传因素外，多与孩子不注意用眼卫生有关，如灯光照明不良、坐的姿势不良、常躺着看书、在颠簸的车上读报、课程负担过重、印刷品质量太差、看电视时间过长或距离太近等，其他因素有营养不良、微量元素的缺乏、龋齿等，都与近视的发生有一定关系。

由眼的调节器官痉挛所引起的近视，称假性近视。假性近视一般不需要配戴眼镜。经过及时治疗和注意保护，使睫状肌放松，视力可以恢复正常。

但是，如果在假性近视阶段不引起重视，继续发展下去，就会变成真性近视，就必须配戴眼镜。

所以，当孩子刚开始出现视力下降的症状时，家长们首先要做的是帮助孩子矫正假性近视，而不是急于给孩子配眼镜。手穴疗法治疗假性近视效果较好，具有养血安神、明目定志、消除痉挛的作用。

这种方法主要是通过按摩或针刺手部特定穴位，经感觉神经传导至内脏和大脑等器官，以防治疾病的独特疗法。针刺手部穴位治疗假性近视，较为疼痛，有的人不易接受；而采用手穴按摩，基本无痛苦，刺激却能传导到眼部和肝脏，具有标本兼治、见效快的特点，且人人能做，方便适宜。

手穴疗法治疗假性近视的有效穴位有三：它们分别是掌面无名指第一、二节指骨间关节处的肝穴，掌面手心附近、心包区内的劳宫穴，以及手背侧小指走向下行的腕骨穴。

当过度用眼而导致视力下降时，可轻缓地揉压这三个穴位，每日早、中、晚三次，每次连续揉压 108 下，最后一下按压 10 秒左右。

在实践中，如果遇到"眼睛感觉特别舒服"的时候，要稍加精心揉压、细细体会。

只要能够坚持不懈，视力就会慢慢得到恢复。

孩子患上夜盲症，怎么办

生活中有些人白天目光敏锐，视力正常，可到了晚上或光线黑暗的地方就看不清，甚至模糊一片，这就是俗称的"雀盲眼"，医学上称之为"夜盲症"。

人为什么会得夜盲症呢？原来人的眼睛里有两种管视觉的细胞，一种是粗而短的锥状细胞，负责白天看东西、辨颜色；另一种是细而长的杆状细胞，负责暗觉能力。杆状细胞内有一种感觉弱光的物质叫紫红质，它是由蛋白质和维生素 A 结合而成的。如果人体内维生素 A 缺乏，就会影响紫红质的合成，使感受弱光的功能发生障碍，造成在微弱光线下辨不清物体，这就是因维生素 A 缺乏而引起的夜盲症。

夜盲症可发生于任何年龄的人，但以儿童青少年为多，且男孩多于女孩。该病的防治并不困难，主要应注意以下几点：

合理安排饮食，保证膳食平衡，要纠正不合理的饮食习惯，儿童和青少年要做到不偏食，不挑食，防止因饮食失调而致维生素 A 缺乏。

儿童和青少年身体正处于发育时期，应注意适当多吃富含维生素 A 和胡萝卜素的食物，鱼、肉、蛋、奶、动物内脏，尤其是肝脏，也应定期补充供给。

一旦患了夜盲症，父母应在医生指导下让孩子口服维生素 A，一般每日口服 2.5~5 万国际单位，分 2~3 次。一般 2~3 天可望好转。

孩子患上高血压，怎么办

　　孩子也会患高血压吗？有的父母认为高血压是成人病，孩子不会患上，如果你也这么想，那你就错了。如今的孩子，患高血压的不在少数，特别是体形偏胖的孩子更容易患此病。中医认为，儿童高血压与饮食有密切的关系。调整饮食，以达到阴阳平衡至关重要。

　　小刚才上小学 2 年级，由于是家里九代单传的男孩子，他备受全家人的宠爱。平日里，父母对他溺爱至极，有什么好吃的都买给他给吃，就希望他可以健康成长。可是，父母的这种呵护却给小刚带来了麻烦。在学校进行健康普查时，小刚被查出患了儿童高血压。小刚的爸爸妈妈很是不解："我们家小刚平时很正常，根本就没有表现出生病的样子，不过就是比同龄的孩子稍微胖了一点，怎么会患儿童高血压呢？"直到此时，小刚的父母依然不觉得自己的儿子体重 60 千克有什么问题，尽管此时的小刚才 8 岁而已。

　　现实生活中，很多家长和小刚的父母一样，平日里纵容和呵护得太厉害了，一股脑儿地给孩子加营养，就怕孩子营养不良，却忽略孩子并不是营养足了就健康，营养过剩也会对孩子的健康造成影响。儿童高血压一般在多数孩子身上是没有明显的症状的，只有通过体检才能被发现，因此，往往孩子已经患上高血压病，而父母却浑然不知。事实上，这些血压偏高的孩子们，若不及时发现和及早采取科学的防治措施，很有可能成为未来的高血压患者。

　　中医认为，成人高血压由七情所伤、饮食失节和内伤虚损等因素所引起，而儿童高血压与饮食有密切的关系。饮食失节主要是由于孩子吃过量肥甘厚味的食物，使人体阴阳消长失调，特别是肝肾阴阳失调。因为肝肾阴虚，肝阳上亢，形成了下虚上盛的病理现象，因此，有的孩子可能会有头痛、头晕的症状。

与成人高血压一样，儿童高血压分为原发性高血压与继发性高血压。儿童以继发性高血压为主，随着年龄的增长，原发性高血压所占比例逐渐增高。

原发性高血压的发病与多种因素相关：诸如遗传、肥胖等因素。原发性高血压，首先应从饮食结构的调整、控制体重和加强体育锻炼着手。第一要减少盐的摄入。盐摄入的增加，不仅可引起高血压，且影响抗高血压药物的作用。第二要控制体重。目前认为体重增加与高血压的发生有肯定的关系，也是预测高血压发生的重要指标。第三多吃富含钾的食物（主要是水果），钾可以缓解钠的摄入。第四生活环境宽松，避免孩子学习负担过重等。

继发性高血压主要包括肾实质性高血压、血管系统疾病、内分泌系统疾病、神经系统疾病以及药物和毒物等外源性病因。

另外，高血压还与生活方式有关。有的孩子活动量少，膳食不平衡，并且能量摄入超标，脂肪、碳水化合物的比例不合适，蔬菜水果吃得太少，又钟爱油炸薯片、三明治、饼干之类的高盐食品，时间长了，血液中过多的钠就会对心、肾造成严重伤害。

为了孩子的健康，父母应尽量让孩子少吃快餐，特别是不要用快餐作为晚餐，就算吃也不要选择薯条、油炸类等高盐、高热食品，而应多选择蔬菜、水果等。对于那些身体较胖，有高血压家族史的孩子，应定期到医院测量血压，真正做到防患于未然。

父母要想帮孩子防治儿童期高血压，首先要让孩子养成良好的生活起居和饮食习惯。作息时间要有规律，限制高糖、高脂肪食物的摄入量，尤其是肥胖的儿童，血压轻度升高且易波动但无自觉症状时，应适当控制或降低体重，鼓励孩子进行适量的体育活动，增强心血管适应能力。其实，让孩子多运动是辅助治疗高血压最有效的方法，因为体育运动具有降压、改善自觉症状、减少降压药用量、巩固疗效等作用。像快走与慢跑、爬楼梯等，都可以做。

　　此外，如果你的孩子已经患上了高血压病，你也不必过于紧张，只要平时多注意孩子的饮食，为孩子准备清淡而又有营养的食物，少给孩子吃肥甘厚味的食物，如动物内脏、蛋黄、动物油等，并让孩子食用蛋清、豆制品等以补充营养。当然，胡萝卜、西红柿、黄瓜、冬瓜、木耳、香菇、洋葱、海带、大蒜、土豆、荸荠、茄子等蔬菜和苹果、香蕉、西瓜、山楂等瓜果具有降压或降血脂作用，也可以多给孩子吃一些。小米、高粱、豆类、白薯等也应适当给孩子多吃，对高血压症状会有不错的疗效。

孩子患上慢性咽炎，怎么办

　　慢性咽炎也是儿童很容易患的病，一般与过敏性鼻炎、扁桃体炎等症一起出现。慢性咽炎相当于中医的"虚火喉痹"，其病因病机为肺肾阴虚导致的虚火上升、咽喉失养。治宜滋养肺肾、清热化痰、润喉利咽。

　　中医认为，慢性咽炎属于虚火喉痹。慢性咽炎病程绵长，宜滋阴降火，清利咽喉以治本，解毒消炎，生津润燥以治标，防治并重，去除病因，使邪去病愈。

　　下面为各位父母提供几道食疗方，以供参考：

1. 罗汉果茶

　　材料：罗汉果1个。

　　做法：将罗汉果切碎，用沸水冲泡10分钟后，不拘时饮服。每日1~2次，每次1个。

　　功效：清肺化痰，止渴润喉。主治慢性咽喉炎，肺阴不足、痰热互结而出现的咽喉干燥不适、喉痛失音或咳嗽口干等。

2. 橄榄茶

　　材料：橄榄2枚，绿茶1克。

　　做法：将橄榄连核切成两半，与绿茶同放入杯中，冲入开水，加盖闷5分钟后饮用。

　　功效：适用于慢性咽炎，咽部异物感者。

3. 大海生地茶

材料：胖大海 5 枚，生地 12 克，冰糖 30 克，茶适量。

做法：上药共置热水瓶中，沸水冲泡半瓶，盖盖闷 15 分钟左右，不拘次数，频频代茶饮。根据患者的饮量，每日 2~3 剂。

功效：清肺利咽，滋阴生津。用于慢性咽喉炎属肺阴亏虚者，如声音嘶哑，多语则喉中燥痒或干咳，喉部暗红，声带肥厚，甚则声门闭合不全，声带有小结，舌红苔少等。对于肺阴不足、虚火夹实之慢性喉炎而兼大便燥结者，用之最宜。

4. 橄榄海蜜茶

材料：橄榄 3 克，胖大海 3 枚，绿茶 3 克，蜂蜜 1 匙。

做法：先将橄榄放入清水中煮片刻，然后冲泡胖大海及绿茶，闷盖片刻，入蜂蜜调匀，徐徐饮之。每日 1~2 剂。

功效：清热解毒，利咽润喉，主治慢性咽喉炎，咽喉干燥不舒，或声音嘶哑等属阴虚燥热证者。

此外，如果父母不想随随便便给孩子吃药，也可以辨证用按摩疗法为孩子治疗。对于外感风热型，主要症状是咽干、咽痛、咽部灼热，可伴有发热，微恶风或恶寒，时有咳嗽，痰黏难咳。常用手法加清肺经 300 次，清天河水 100 次，按揉大椎 300 次，热重可蘸酒直擦背部 2 分钟，推涌泉 200 次；肺胃热盛型，主要症状是咽部红肿热痛，吞咽困难，伴高热，口渴欲饮水，咳嗽，咳痰黄稠，大便秘结。常用手法加清天河水 300 次，清大肠 300 次，退六腑 300 次，推下七节骨 300 次，搓擦涌泉 1~3 分钟，按揉大椎穴 1 分钟；对于肺肾阴虚型，主要症状是孩子咽部不适，有异物感、灼热、干燥、发痒、微痛等，可出现刺激性咳嗽，咳痰量少。常用手法加揉膻中穴 1~3 分钟，并配合掌擦法。按揉并搓擦涌泉穴，以热为度。按揉肺俞、肾俞各 1 分钟。或用拇指和食、中指揉咽喉部两侧 20~30 次；用拇指、食指捏揪咽喉部皮肤 20~30 次，使局部发红，咽喉发热为佳。按压翳风、天突、合谷穴，每穴 1 分钟。每天晚上给孩子各按摩 1 次。

　　为了防止孩子患上慢性咽炎，父母要让孩子注意口腔卫生，坚持早晚刷牙、饭后漱口；注意休息，保持孩子的睡眠充足，以提高自身的抗病能力；少吃鱼虾烧烤及小食品，多吃蔬菜水果、多喝水，保持大小便通畅；不喝或少喝饮料、少吃辛辣厚味，以减少对咽部的刺激，宜吃清淡，具有酸、甘滋阴的一些食物，如水果、新鲜蔬菜、青果等。

孩子虫积，怎么办

中医很早便认识到，寄生虫能引起疾病，称为"虫积"。虫积病多见于孩子，原因大多是由于饮食不慎、吃太多生冷瓜果及不洁食物等，导致体内湿热，酝酿生虫。一般来说，虫积会表现为腹痛、食欲不佳、面黄肌瘦等症状，严重的还会出现厥逆、腹胀不通、呕吐，甚至酿成蛊症。

作为家长，在生活中应注意保持幼儿卫生，使其远离寄生虫病。一般来说，幼儿常见的寄生虫病有以下几种，家长可以有针对性地防治。

1. 蛔虫症

蛔虫症是幼儿常见的肠道寄生虫病。得了蛔虫病，孩子可表现为食欲不佳和肚子痛，痛的部位在肚脐附近或稍上方。得了蛔虫病，有些孩子还会出现神经系统的症状，如兴奋不安、睡眠不好、夜晚磨牙、易惊等，个别孩子有偏食和异食癖。蛔虫的寿命是 1～2 年，只要让孩子注意个人卫生，不吃不洁食物，不吮手、饭前便后洗手，1 年内，虫体就可自然从腹中排出，使孩子病愈。当然，也可给孩子服药，可用阿苯达唑或其他驱蛔药。

2. 蛲虫症

在孩子 3 岁以内，如果卫生条件不好，很容易患上蛲虫病。患了蛲虫病后，由于蛲虫的雌虫在夜间会到孩子的肛门附近排卵，所以孩子主要的表现是屁股痒，有时还会因搔抓而引起皮炎。因为蛲虫的寿命不过 1个月，所以，只要注意每天烫洗孩子的内衣裤和小褥单，不要让孩子吮手和抓小屁股，做到饭前便后洗手，孩子就可自行痊愈。当然，为加速病愈，可给孩子服用药物，也可外涂药物。

3. 钩虫症

钩虫病多发于5~7岁的孩子。患了钩虫病后，皮肤可有痒疹及匐行丘疹、小疱疹，孩子会因瘙痒而抓挠，因抓挠又引起炎症，当钩虫移行至肺可引起肺炎，移行至肝、眼等处也会引起相应反应。预防的方法是不要让孩子光着脚在泥土中走或裸身坐在地上玩，也可使用药物治疗。

孩子患上风疹、病毒疹，怎么办

春季是风疹的高发季节。风疹是由风疹病毒引起的一种常见的较轻的急性传染病。其主要症状是低热、轻度上呼吸道发炎、出疹和耳后与枕部淋巴结肿大。

风疹病人是唯一传染源。患儿体温一般为低热或中度发热，有流鼻涕、流泪等现象。常在发热后的 24 小时内出疹，疹子在面部和颈部，可在一日内遍及全身，第三天可以融合成片，极似麻疹。但是，其疹子比麻疹小，呈浅红色，疹子从第四天起依次消退。退疹以后，无棕色的色素沉着斑。

风疹无特殊的治疗方法，一般以对症治疗为主，并要加强护理，让孩子卧床休息，给孩子营养丰富的流质或半流质饮食。风疹病儿在出疹 5 天后，就没有传染性了。

另外，病毒疹也是孩子在春季常患的一种疾病。它主要在春季以飞沫经呼吸道传播。病毒疹一般为柯萨奇病毒、呼吸道合胞病毒等所致。近年来，春季患者日渐增多，感染者多为 1～12 岁的儿童。它的主要特点是疹子出现无顺序，以胸、腹部疹较多，其他部位少见，且皮疹消退快，最后不留痕迹。感染病毒疹时，可有耳后、腋下淋巴结肿大。病毒疹传染性较强，感染了病毒疹，需立即住院隔离治疗。患儿家里及学校教室都要进行空气消毒，且要常开门窗换气，使空气新鲜，阳光充足，以利防病保健。

孩子患上水痘，怎么办

水痘是一种传染性很强，由疱疹病毒引起的急性传染病。水痘病毒主要借飞沫传播，接触病毒污染的尘土、衣服、用具等亦可传染。病原体可从早期患者的鼻咽洗出液、血液及疱疹的浆液中分离出来。潜伏期中病原体在呼吸道黏膜上皮细胞内繁殖，然后进入血液，引起病毒血症及皮肤黏膜等疾病。皮疹是由表皮层细胞蜕变及细胞内水肿所致，液化后形成水痘，痘疹周围因血管充血及细胞浸润而有红晕。由于皮肤损害，脱痂后不留痕迹。

水痘全年都可发病，以冬春两季较多。任何年龄皆可发生，以10岁以下小儿多见。一次患病，终身有免疫力。由于病情一般都比较缓和，很少出现重大并发症，一般能够完全恢复，很少留有后遗症。

另外，对付水痘这种疾病，还要适当运用食疗方法，彻底清除水痘病毒。下面再给大家推荐几种常用的食疗方法：

（1）生姜粥。鲜生姜5克，红枣2枚，粳米60克混合煮沸，文火至熟即可。

（2）菊花粥。菊花末15克，粳米60克，煮粥服用。

（3）雪梨饮。雪梨200克，冰糖少许，将梨去皮核切薄片，和冰糖同放入冰镇凉开水中，浸泡4小时即成。

（4）石膏粥。石膏、粳米各60克，煮粥服用。

出过水痘后可终生免疫，可是如果饮食不小心，病毒没有彻底清除，日后会出带状匐行疹，所以出痘时不要吃燥热和滋补性食物，可以给小儿服用一些汤水。可取紫草、芫荽、荸荠、白茅根、竹蔗、胡萝卜适量，加水熬煮饮用。如果孩子气喘、咳嗽，就不要用荸荠和胡萝卜。

孩子患上细菌性痢疾，怎么办

细菌性痢疾属于中医学"肠僻"、"滞下"等范畴。其病是因外感时邪疫毒及内伤饮食，湿热邪毒积滞肠道与肠内正气相搏，肠道脉络受损，气滞血淤，邪毒内郁，气机壅滞，肠失传导而致，继可邪入心包扰神明及风火相煽引动肝风。因此，宜对症治疗。

痢疾是儿童的常见传染病，尤其是在夏秋季节，病菌繁殖得快，各种食物、水、饮品、物品很容易受到病菌的污染，再加上孩子肠道抵抗力弱，自我保健意识又差，吃了被病菌污染的食物，更容易患病。此外，受凉受热，过食冷饮，暴饮暴食都会造成孩子消化功能紊乱，患肠道疾病。因此，父母在孩子的护理上一定要多做准备，在孩子的饮食上尤其不能马虎大意。

细菌性痢疾简称菌痢，是由痢疾杆菌引起的常见肠道传染病，以急性发热等全身中毒症状与腹痛、腹泻、里急后重及排脓血样大便等肠道症状为主要临床表现。菌痢病位虽然在肠，但肠与胃密切相连，如湿热，疫毒之气，上攻于胃，或久痢伤正，胃虚气逆，则胃不纳食，成为噤口痢；如痢疾迁延，正虚邪恋，则成久痢或时愈时发的休息痢；痢久不愈反复发作，不但损伤脾胃，而且影响及肾，导致脾肾亏虚，而致痢下不止。

腹泻的孩子，大便次数多，父母应及时给他补充水分及电解质，可少量多次口服糖盐水，以免孩子脱水。与此同时，父母还应该为患有肠道疾病的孩子安排合理的饮食，可以让孩子食用米汤或去油肉汤、去脂的牛奶及酸奶、稀饭、软面汤等。待孩子腹泻稍缓解后，可适时给孩子加低渣、少油、少糖、不产气的食物，如大米粥、蛋花汤、面片、碎瘦肉、果汁等。患肠道疾病的孩子须忌食刺激性食物、发酵和胀气的食物，并要做到少食多餐。

菌痢分急性、中毒性和慢性，而慢性又分脾虚型和脾肾两虚型，因此，父母在为孩子治疗之前，首先应搞清楚孩子是属于哪种症状。

1. 急性菌痢

常见症状为下痢赤白粘冻，腹痛，脓血粪，量少但次数多，可伴发热。治宜清热化湿解毒，兼以理气行血。可取樱桃 100 ~ 150 克，将樱桃去核，压取原汁。每天 1 剂，1 次服完，连服 5 ~ 7 天；或者用柿饼若干只，红糖或白糖适量，将柿饼置炭火上煅烧存性，研成细末，红痢用等量白糖，白痢用等量红糖，调匀，装瓶备用。1 ~ 2 岁每次 15 克，3 ~ 5 岁者每次 20 克，6 岁以上的孩子每次 30 克，用温开水冲服。每日 2 ~ 3 次，连服 5 ~ 7 天。

2. 中毒性菌痢

主要症状为发病急骤、突发高热、寒战，或下腥臭脓血便，恶心呕吐。治宜清肠解毒，泄热开窍，扶正固脱，熄风潜阳。家长可用银花 10 克，白头翁 6 克，粳米 50 克，红糖适量，先煎前 2 药，取汁去渣，入粳米煮粥，粥成调入红糖，每日服 2 次；或者，取薏米、莲子各 15 克，冰糖适量，把薏米和莲子煮成粥，给孩子吃的时候再加适量的冰糖即可。

3. 慢性菌痢

这里是指病程超过两个月以上的，可分脾虚型和脾肾两虚型。

脾虚型的主要症状是下痢日久，面色萎黄、消瘦，下痢时便中夹黏液而少脓血，或有脱肛。治宜健脾，和胃去湿。可用香砂六君子汤合香连丸，取党参、乌梅、白术、云苓各 10 克，甘草、木香、砂仁、黄连各 5 克，煨葛根、马齿苋各 12 克，枳实 6 克。香砂六君子汤健脾和胃，加煨葛根、黄连、枳实、马齿苋、乌梅清热去湿，涩肠止痢。脱肛者用补中益气汤加赤石脂 15 克。

脾肾两虚型主要症状为下痢清稀、腹痛，常见痢下白色粘冻，怕冷，四肢不温。可用真人养脏汤，取党参、诃子、白芍各 10 克，白术 8 克，干姜 3 克，甘草、木香、豆蔻、炙甘草各 5 克，当归 6 克，肉桂、五味子各 3 克。真人养脏汤补虚温中，涩肠固脱，治泻痢日久，脾肾虚寒；配合人参、白术、炙干姜、草组成的理中汤温中祛寒，补气健脾，则效果尤佳。

另外，父母也可以取一段山药切成块，放到粉碎机里再放一些水，打碎后倒入锅中，一边烧一边搅拌，烧开即可，每天下午给孩子喝 1 小碗，也可以帮助孩子健脾胃，滋养身体。

孩子患上手足口综合征，怎么办

夏季，孩子很容易患上手足口病，这是一种在儿童中比较盛行的传染病，尤其是 5 岁以下的幼儿因抵抗力较弱，极易受感染，发病时孩子有发热或感冒的症状，如头痛、鼻塞，很容易被误诊为感冒。手足口病患儿发热一般都不高，多在 38℃ 以下，孩子的口腔、舌头、腭部、颊部、手足、臀部或肛门可能会出现粟粒大小的疱疹和小丘疹，西医认为此病为病毒引起，可以使用抗生素治疗，大约 1～2 周便可痊愈，但具有传染性，容易传染给别的小朋友，所以孩子患病期间要隔离治疗。

各位家长要学会观察疱疹的外形，只要疱疹不再增加，疱疹的色泽逐渐变暗，慢慢地瘪下去了，就说明孩子的病情已经被控制住，如果疱疹还在增加，孩子哭闹不宁，那么家长可以用苦瓜切成薄片，10 片就可以了，煮水给孩子喝，一天 2～3 次，同时再大量地喝温开水，让孩子多小便，就能很快地排出病毒，及时控制住疱疹。

只要疱疹明显地瘪下去了，就要停喝苦瓜水，给孩子多吃炖得很软的肉汤，如猪肝汤、小排汤、腰花汤、鳝鱼汤、泥鳅汤、蛋花汤，因为此时孩子的消化吸收能力差，多吃高营养的汤类，利于孩子的消化吸收，要换着花样给孩子做，鼓励孩子多吃，孩子才能好得快。

孩子患上佝偻病，怎么办

很多孩子喜欢弓着腰、驼着背，任凭父母怎么说、怎么监督都改不了，于是父母就开始怀疑自己的孩子是否得了佝偻病。

佝偻病，刚开始以精神改变为主，如烦躁哭闹、睡眠不安、惊啼、委靡，对任何东西都不感兴趣，稍一活动就出大汗，脑后部的头发脱落。此后症状逐渐明显，以骨骼改变为主。如 3 ~ 6 个月的婴儿可出现颅骨软化，用手轻按其头骨可感到明显的弹性；8 ~ 9 个月的婴儿会出现方形头，囟门闭合晚，出牙较迟。严重时，胸骨向前突起或内陷形成"鸡胸"或"漏斗胸"，脊柱后凸形成驼背，走路后容易形成 X 或 O 形腿等。

小孩子是稚阳之体，五脏娇嫩，形气未冲，发育比较迅速，如果此时父母不注意给孩子加强营养，特别是补足钙质，那么孩子就会因缺钙而得佝偻症。

中医认为，佝偻症是孩子的虚弱病，是孩子体内气血阴阳全虚的表现。要想孩子不得佝偻症，父母就要给孩子补足气血，使孩子体内的阴阳处于一种平衡状态。中医说："脾胃为后天之本，气血生化之源。"让孩子气血充沛，必须先把孩子的脾胃调养好才行，而按摩和捏脊可以增强脾胃功能。此外，父母还要多给孩子吃一些补气血的食物，比如鳝鱼。取 500 克黄鳝肉，40 克黄芪（用纱布包好），然后将它们放在一起加水煮熟后以生姜、食盐调味。此菜吃起来既有营养又能补孩子气血，两全其美。

另外，如果你的孩子在晚上睡着后容易出虚汗，经常会弄湿背心或床单，并且一受凉就易生病，那么这很可能是孩子缺钙的一种表现，属于佝偻症的初期表现，父母一定要特别注意。

孩子患上流脑，怎么办

　　流脑，全称流行性脑脊髓膜炎，是由脑膜炎双球菌引起的一种急性传染病，好发于冬末春初，2~4月份为流脑发病的高峰期。流脑病菌主要栖居在病人或带菌者的鼻咽部，当病人或带菌者说话、咳嗽、打喷嚏时，病菌随飞沫喷出，人们一旦吸入了含菌的飞沫，有可能被感染而发病。因此，春季宜防"流脑"。

　　中医认为，儿童由于抵抗力低，更容易感染发病。6个月到2岁的婴幼儿"流脑"的发病率最高。有的暴发型病人，其病情发展极快，出现剧烈头痛、喷射状呕吐、颈项强直等症状，若救治不及，有生命危险。

　　"流脑"的起病虽然急骤，但如果注意观察，还是可以发现一些早期发病迹象的。例如：有些孩子会出现头痛、发热呕吐等症状；婴儿可能有哭闹、烦躁、不肯吃奶或昏睡等表现；还有些患儿的皮肤、口腔黏膜或眼结膜等处往往会出现针尖大小的出血点。家长若发现自己的孩子有上述情况，则可视为"流脑"的"苗头病人"，应当及时去医院请医生诊治，以防病情发展和恶化。

　　春季的"流脑"是可以预防和治愈的疾病。预防的主要措施有：一是及时给儿童接种"流脑"疫苗，以提高机体的免疫力。二是要增强卫生意识，注意自我保健，搞好环境卫生，保持室内空气流通，经常晒衣被和枕头，经常让孩子到向阳无风的户外去活动，以减少或避免发病。三是在"流脑"发生的地区，儿童尽量不到人多拥挤的场所去，以减少病菌感染的机会。四是注意早期发病。

孩子患上肺炎，怎么办

现代医学研究认为，肺炎按病因可分为：细菌性肺炎、病毒性肺炎以及由支原体、衣原体、军团杆菌感染引起的非典型肺炎等。

中医临床认为，春季孩子所患的最常见的肺炎是细菌性肺炎。常见病原菌有肺炎链球菌、流感嗜血杆菌、卡他莫拉菌等。其诱因多为上呼吸道感染、受凉；临床症状多为发烧、头疼、剧烈咳嗽、咳痰，初为白黏痰，2～3 天后可出现黄浓痰，有时可出现铁锈色痰。

病毒性肺炎是由流感病毒、副流感病毒、腺病毒等引起的肺炎，其中以流感病毒性肺炎最为严重。病毒性肺炎常继发于上呼吸道感染，多见于婴幼儿。病毒性肺炎起病可急可缓，症状有头疼、乏力、发热、咳嗽等，1～2 天后呼吸增快，症状加重，两肺可闻湿啰音，重症患者会出现呼吸衰竭及休克。

非典型肺炎是相对于经典的"大叶性肺炎"而言，因早期发现这种肺炎时其病原体尚未完全明确，临床症状也不够典型，所以称为非典型肺炎。现在，一般把由衣原体、支原体和军团杆菌等同于病毒和细菌之间的微生物引起的肺炎称为非典型肺炎。其早期表现为：乏力、头疼、食欲下降，出现明显的呼吸道症状，高烧、畏寒、咳嗽，全身肌肉关节酸痛，咳少量白黏痰或带有血丝痰，胸部 X 光片可见两肺条索状或点片状阴影，血常规化验白细胞一般正常或偏低。非典型肺炎具有传染性，主要是通过飞沫和接触传染，人群密集的地方往往是致病的"高危地带"。

和细菌性肺炎相比，非典型肺炎持续时间长，有的出现黄疸、肾功能损害、呼吸困难、昏迷等肺外表现。痰液中一般很难培养出病原菌，需要做血清血检查。在发病初期，由于抗体还未形成，血清血检查结果多为阴性，只有在患病一段时间后，血清抗体才能由阴转阳。临床上，血清血检查结果出来后，再进行治疗就太晚了。所以，非典型肺炎的血清血检查，在临床上只有诊断意义，治疗的意义不大，主要依靠医生多年积累的临床经验和对病情的全面分析判断。

非典型肺炎并不可怕，只要做到早发现、早诊断、早隔离、早治疗，会取得很好的效果。病情控制后要持续治疗 2~3 周，以避免复发。

在春季的日常生活中，无论是细菌性肺炎还是非典型肺炎，父母都是可以帮助孩子预防的。预防肺炎，最重要是要注意以下几点：

（1）平时让孩子适当进行锻炼，增强体质，提高机体自身的抗病能力。

（2）让孩子养成规律的生活习惯，注意休息，防止着凉感冒。

（3）让孩子在呼吸系统易受感染季节，尽可能少到人群密集的场所去，室内要经常通风，保持空气清新。

（4）尽量不要带着孩子去医院探视高烧不退或肺炎病人，如果带着孩子一同去探视，也要戴多层纱布的口罩。